P9-CST-950

Una Guía para la Familia

La Vida después de un Accidente Cerebrovascular

TERCERA EDICIÓN

Richard C. Senelick, M.D.
Karla Dougherty

La Vida después de un Accidente Cerebrovascular

Una Guía para la Familia

TERCERA EDICIÓN

Richard C. Senelick, MD y Karla Dougherty

Traducción:
Dra. Mercy Ares

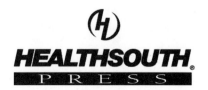

No es la intención de este libro sustituir, en modo alguno, la atención médica personal ni la supervisión profesional. No hay sustituto posible para la experiencia e información que su médico o el profesional de la salud que le trata puede proporcionar. Esperamos, no obstante, que este libro proporcione información adicional para ayudar al p´blico en general a entender la naturaleza del accidente cerebrovascular y los efectos que este puede tener en las véíctimas que quedan discapacitadas y sus familiares.

Un tratamiento apropiado debe ser siempre individualizado. Si encuentra en este libro algo que, en su opinión, contradiga las instrucciones de sus médicos o de los profesionales de la salud que le atienden, comuníquese con ellos. Es posible que existan razones muy bien fundamentadas para recomendar un tratamiento que se desvéíe o difiera de la información presentada en este libro.

Si tiene alguna pregunta acerca de cualquiera de los tratamientos descritos en este libro, consulte con su médico o profesional de la salud.

Deseamos aclarar que los nombres y casos mencionados en este libro no corresponden a personas reales, sino que representan un compendio de la información obtenida de diversas fuentes.

© 2003, HealthSouth Press
One HealthSouth Parkway, Birmingham, Alabama 35243

Publicado por HealthSouth Press

Reservados todos los derechos. Queda prohibida la reproducción
y transmisión de este libro en todas sus formas y por todos los medios,
sean electrónicos o mecánicos, incluyendo fotocopiado, grabación
y almacenamiento y recuperación de la información por cualquier
sistema, sin la autorización expresa por escrito de la editorial.

Library of Congress Catalog Card Number/
Número de Catálogo: 2002-109091
ISBN: 1-891525-14-X
Primera impresión de HealthSouth
10 9 8 7 6 5 4 3 2 1
HealthSouth Press y su sello editorial son marcas registradas de HealthSouth

Impreso en los Estados Unidos de América

Cotenido

¿Ocurrirme Eso a Mí? ¡Nunca!

Es una de las peores pesadillas. Infunde tal temor que hasta negamos toda posibilidad de que pueda ocurrir. Nos decimos que es sencillamente imposible que algo así nos ocurra a nosotros y le damos la espalda. No queremos ni pensar en eso.

Y aun así, tal vez recemos y pidamos que nunca nos toque pasar por eso—o que desaparezca ya mismo si por casualidad la vida de alguien a quien amamos se ve irrevocablemente afectada por un accidente cerebrovascular.

Sean cuales sean las emociones, la ira, el dolor, la desesperación y la angustia, cuando un miembro de nuestra familia sufre un accidente cerebrovascular, una cosa se impone como absolutamente cierta: nuestras vidas nunca serán las mismas.

Algunas impresionantes estadísticas:

- Más de 600.000 accidentes cerebrovasculares ocurren cada año.

- El accidente cerebrovascular ocupa actualmente el tercer lugar entre las principales causas de muertes en Estados Unidos, y es una de las principales causas de la incapacidad a largo plazo en los adultos.

- Aproximadamente 160.000 personas mueren cada año como consecuencia de un accidente cerebrovascular y 4,5 millones de sobrevivientes continúan sufriendo sus efectos después de sufrir un ataque.

- Una de cada diez familias se ve afectada por un accidente cerebrovascular.

Pero no todas las noticias son malas. Con el cuidado apropiado y una rehabilitación competente la mayoría de los sobrevivientes de un accidente cerebrovascular pueden regresar al hogar y reanudar su vida.

Como esperamos demostrar en estas páginas, hay vida después de un accidente cerebrovascular.

Historia de una Mujer de Éxito

"Desde que abrí la boutique, siempre me había ido muy bien. Me especialicé en estilos clásicos y modas que podrían ser del interés tanto de las adolescentes como de las mujeres más maduras. Vestidos, trajes, abrigos, accesorios . . . hasta zapatos y botas. Siempre me ha encantado mi trabajo. Cuando me divorcié de mi esposo, mi trabajo comenzó a absorber más y más de mi tiempo, y trabajaba sin descanso. Supongo que hoy me podrían llamar "la abuelita que trabaja", pero confieso que, aunque adoro a mis nietos, aceptar que ya soy abuela no siempre me deleita.

Cuando un centro comercial cercano amenazó robarme a algunas de mis clientas, trabajé más duro que antes, muchas más horas. Hasta los domingos. No me iba a dejar robar a mis clientas así como así. Una tarde estaba en el almacén de atrás, sacando de las cajas los vestidos que acababan de llegar. Comenzaba a poner uno de ellos en el colgador—recuerdo que era un vestido negro de cóctel bordado con lentejuelas—y de repente la mano izquierda se me quedó paralizada. Tenía el colgador en la derecha, pero no pude sostener el vestido en la izquierda. Cayó al piso. No me podía mover. No tenía sensación ninguna. Sentía todo el lado izquierdo del cuerpo entumecido, pesado como un plomo.

Grité. Mi propia voz me sonaba como si viniera de muy lejos, como si estuviera hablando por teléfono y la línea tuviera demasiada estática. No podía mover bien los labios. Volví a gritar, aunque me parecía tonto. Tuve que gritar. Mi asistente estaba en el piso, atendiendo a una clienta. Echó a correr hacia donde yo estaba y vio que estaba de pie en medio de un mar de lentejuelas negras. Me aferraba al escritorio con la mano derecha. Si la hubiese soltado, hubiese caído al piso. No tenía control ninguno de mis movimientos.

Fue la sensación más extraña que he tenido en mi vida. No tenía dolor, sólo entumecimiento. Y podía pensar. Quiero decir que sabía quién era y que algo me estaba sucediendo. Tampoco sentía temor, por lo menos a un nivel. Todo lo que deseaba era irme a mi casa y acostarme a dormir. Me sentía totalmente exhausta.

En algún lugar de mi conciencia sabía que había tenido un accidente cerebrovascular".

Esta mujer de negocios y abuela navegó con suerte. Sufrió un accidente cerebrovascular, pero su efecto fue sólo temporal. Por fortuna prestó atención a la señal de alarma e hizo lo necesario para manejar mejor el estrés. Contrató a otra persona para que la ayudara en la boutique. Fue al médico y se sometió a una evaluación completa y prometió hacerse reconocimientos regulares. Comenzó a tomar un medicamento para controlar la presión todos los días, sin falta. Comenzó a hacer ejercicio regularmente.

En unas cuantas semanas ya estaba ayudando a su hija con la fiesta de cumpleaños del nieto. Se había reincorporado al trabajo a jornada parcial.

El hecho es que no todos los accidentes cerebrovasculares tienen efectos devastadores. Como sucedió en el caso de esta mujer de negocios, la historia puede tener un final feliz. Pero es necesario prestar atención a las señales, porque un accidente cerebrovascular no es cosa del destino, ni una cuestión de mala suerte. Aunque su nombre podría implicar otra cosa, el accidente cerebrovascular no es algo que ocurre súbitamente.

Es el clímax de una historia que se ha estado desarrollando durante mucho tiempo, fraguándose silenciosa pero constantemente entre bambalinas.

El accidente cerebrovascular no ocurre de repente, del día a la noche.

El Telón de Fondo

La definición de la American Stroke Association nos lo dice todo: "El accidente cerebrovascular ocurre cuando el flujo de sangre al cerebro se ve interrumpido por un bloqueo en un vaso sanguíneo o por la ruptura de un vaso sanguíneo".

Punto. Pero esta interrupción del flujo de sangre, aparentemente súbita puede fraguarse a través de varios años. Puede ser consecuencia de oclusiones en los vasos sanguíneos del cerebro, de la acumulación gradual de depósitos de colesterol que produce la aterosclerosis.

La interrupción en el flujo normal de la sangre también puede producirse como consecuencia de un coágulo que se desplaza hacia el cerebro desde otro lugar del cuerpo, un coágulo que puede alojarse en el vaso sanguíneo y actuar a modo de represa, impidiendo que la sangre llegue a las células que la necesitan para alimentarse.

Menos comúnmente el accidente cerebrovascular surge como consecuencia de una debilidad en las paredes de los vasos sanguíneos. Esta vulnerabilidad, que puede ser congénita o presentarse a causa del descontrol en la presión arterial, puede llegar a causar que el vaso sanguíneo literalmente reviente. Se produce entonces la hemorragia y la sangre puede filtrarse al cerebro.

Sea cual sea la causa, el resultado es el mismo: el área situada más allá del vaso sanguíneo bloqueado, coágulo o hemorragia, no recibe el suministro de sangre que necesita. Al igual que un césped que no se irriga cuando hay sequía, esta área del cerebro comienza a secarse y a "marchitarse". Las células cerebrales que no se están irrigando mueren rápidamente.

Y la función que realiza esa área del cerebro también cesa; es decir, muere. Puede ser una función tan básica como la habilidad de mover el cuerpo o tragar—o tan compleja como la forma de percibir el mundo o elegir una pieza musical.

Atendiendo a las Señales de Peligro

No podemos cambiar la forma en que nacimos, ni nuestros genes. Ni tampoco, en muchos casos, podemos eliminar los motivos de estrés que tenemos en nuestra vida, sus penas y adversidades. Pero sí podemos hacer algunas cosas para prevenir un accidente cerebrovascular, entre ellas:

- tomarnos la presión arterial, como mínimo, dos veces al año y tomar los medicamentos necesarios para controlarla, sin falta

- mantener un peso saludable, alimentarnos en forma adecuada y hacer ejercicio regularmente

- hacernos un reconocimiento médico regularmente para detectar el accidente cerebrovascular antes que ocurra. El médico le dirá si tiene la presión arterial alta, si el nivel de azúcar en la sangre está demasiado elevado, si le está subiendo el colesterol, o si el corazón late con un ritmo anormal.

Lo que es más, el médico puede ayudarle a reconocer el indicador más importante de todos . . .

El Ataque Isquémico Transitorio

Este es un nombre que debe recordar, pues puede salvar su vida. Si de súbito siente la vista nublada, entumecimiento o debilidad, o dificultad al hablar que dura sólo unos minutos o menos de veinticuatro horas, esa puede ser una señal de que algo no anda bien— y ese es el momento de tomar las medidas para atenderse inmediatamente. De hecho, si usted experimenta estos síntomas transitorios, debe llamar inmediatamente al servicio de emergencia, acudir a la sala de emergencia del hospital y, esperemos, prevenir un accidente cerebrovascular.

Pero una cosa es experimentar estos síntomas, y otra, muy distinta, es un accidente cerebrovascular debilitante. En el último caso la rehabilitación puede significar la diferencia entre la dependencia y la independencia, la depresión y la aceptación, la desesperación y la esperanza.

Cuando un Ser Querido Sufre un Accidente Cerebrovascular

Tenemos mucha experiencia en el tratamiento de accidentes cerebrovasculares. Hemos visto sus debilitantes resultados, pero con mucha más frecuencia hemos visto resultados positivos y de éxito.

Hemos visto a los familiares enfrentarse a innumerables conflictos a causa de este problema y terminar uniéndose más y adaptándose a su nuevo papel.

Hemos visto, muy de cerca, los resultados que trae el éxito en la rehabilitación en paciente tras paciente.

Hemos visto ese éxito en acción.

Hemos visto que la esperanza puede convertirse en realidad.

No obstante, para las personas que sufren un accidente cerebrovascular, para los que conviven con esa persona que de repente se convierte en alguien diferente, esa esperanza puede ser difícil de imaginar.

La Vida después de un Accidente Cerebrovascular: Guía para la Familia le ayudará a determinar cuán probable es esa esperanza. Le ayudará a enfrentarse a los efectos de un accidente cerebrovascular.

Un Libro de Referencia y Guía

La primera parte de *La Vida después de un Accidente Cerebrovascular* se centra en la comprensión. En forma muy detallada, le explicaremos exactamente qué es un accidente cerebrovascular, las distintas formas que adopta, sus causas y los factores de riesgo. Esperamos poder ayudarle a prevenir este tipo de accidente, o a evitar que recurra.

La segunda parte de este libro detalla los síntomas que pueden manifestarse cuando ocurre el accidente cerebrovascular. También describe las herramientas que se utilizan para establecer el diagnóstico y formular un plan de tratamiento.

La tercera sección de *La Vida después de un Accidente Cerebrovascular* trata sobre la rehabilitación y los tratamientos físicos, del comportamiento y de lo cognoscitivo que funcionan y que ayudarán al paciente a reanudar su vida: a poder levantarse, caminar, comunicarse y actuar en formas claras y apropiadas.

Aquí también descubrirá cuáles medicamentos funcionan tanto en lo concerniente a la prevención como en el tratamiento en sí.

Le diremos lo que puede esperar de un hospital de rehabilitación y el grado de asistencia que puede recibir.

Por último, la cuarta parte del libro trata un tema no menos importante: el papel de la familia. Aquí le diremos lo que puede hacer para lidiar con sus propias y abrumadoras emociones. Como seguramente ya sabe el accidente cerebrovascular no afecta solamente a la persona que lo sufre, sino a toda su familia.

Concentrándose en usted y en el resto de la familia, esta sección explica los diversos problemas que pueden surgir cuando el paciente está listo para regresar a la vida en el hogar—desde negarse a hacer la terapia hasta la pérdida del impulso sexual, desde la ira y la depresión hasta la adaptación a una nueva carrera, oficio o profesión, desde poder vestirse en la mañana hasta modificar la casa para que todo sea lo más accesible posible.

A través de todas estas páginas encontrará palabras, intuiciones, investigaciones, ideas y hechos cuyo propósito es ayudarle a seguir andando y a mantenerse fuerte.

Guía para la Familia

El apoyo familiar es esencial. Hemos comprobado que una buena estructura de apoyo—del cónyuge, de un familiar, de un círculo de amistades, de la persona con quien uno convive—es vital para la recuperación.

Volver a la vida no es algo que uno pueda lograr solo.

Hay vida después de un accidente cerebrovascular, pero se necesita ayuda.

Antes de comenzar nuestra jornada a través de los aspectos médicos de este problema de salud, recordemos brevemente las inspiradoras palabras de Helen Keller:

> *Nunca aprenderíamos a ser valientes y pacientes*
> *si en el mundo encontráramos solamente alegría.*

Más allá de ese imposible que nunca pensamos que nos pueda llegar a suceder y sin embargo tememos hay mucho más que esperanza. Hay vida.

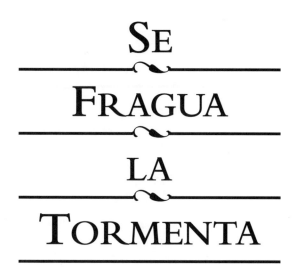

PRIMERA PARTE

SE FRAGUA LA TORMENTA

CAPÍTULO 1

Alma, Corazón y Vida: La Relación entre el Cerebro y el Corazón

Nunca pensé mucho en mi cuerpo. Él hacía todo lo que se suponía que hiciera . . . hasta que tuve el accidente cerebrovascular.
—Samuel
Edad: 62 años; Profesión:
Ejecutivo de Banca

El accidente cerebrovascular afecta a cada persona en forma diferente. En algunos casos se siente entumecimiento en el cuerpo, una sensación de hormigueo, la persona no puede hablar o experimenta un mareo violento, como muestran los siguientes ejemplos:

- Era muy temprano. El resto de la familia aún dormía. Alex se miró en el espejo del baño. Se alisó la barba e hizo una mueca. Abrió el gabinete de las medicinas, sacó la rasuradora y cayó al suelo. Así, sin más ni más, sin haber tenido ningún aviso. No podía mover la mano derecha. No podía doblarse para agarrarla ni sostenerla. Comenzó a gritar pero la voz se le volvió como de algodón . . .

- Andrea había tenido una pesadilla horrible. El cielo estaba negro, lleno de gigantescas nubes que se movían y daban vueltas y vueltas. Intentaba caminar a través de esa confusión de nubes pero la neblina, la lluvia y el viento no la dejaban avanzar. Las nubes la rodeaban ya completamente, asfixiándola. Sus ojos se abrieron y despertó sobresaltada. La pesadilla no había cesado: no veía nada, no podía articular ni un solo sonido . . .

- Guillermo subía la escalera con la videocasetera que acababa de comprar cuando sintió el dolor. Sólo duró un momento. Un relámpago, una explosión de luz. Un dolor de cabeza agudo. Una sensación extraña de hormigueo en los dedos. Por un instante no pudo respirar ni tragar. Y entonces, tan súbitamente como había ocurrido, cedió. Le dejó la lengua pastosa, un poco de temor, pero, afortunadamente, estaba vivo . . .

- Luisa había esperado ansiosamente este viaje durante años. El viaje de cuatro horas en tren era lo más fácil del mundo. Cuando vio a su vieja amiga su alegría no tuvo límites. Se abrazaron y lloraron de emoción, porque hacía mucho, mucho tiempo que no se veían. Más tarde, bajo el edredón del sofá cama, Luisa se sintió atemorizada. Estaba temblando. No veía bien, aunque la lámpara estaba encendida. Se sentía confusa y no sabía dónde estaba. Tenía el brazo entumecido. Le dolía el cuello y comenzaba a sentir dolor de cabeza . . .

Estas cuatro personas están pasando por un accidente cerebrovascular—que en algunos casos es más grave que en otros—el cual las afectó sin darles ninguna señal de aviso, sin que ninguna de ellas lo esperara. ¿Por qué sucede esto? ¿Por qué?

Para entender las razones por las cuales estas personas han sufrido un accidente cerebrovascular, primeramente debemos entender las vitales conexiones que existen entre el cerebro, el corazón y la sangre que fluye entre y a través de estos órganos.

Puesto que el accidente cerebrovascular, por definición, ocurre en el cerebro, comencemos por la cabeza.

Más Allá de lo Aparente

"Hay mucho por descubrir más allá de lo aparente" es más que una frase algo poética. Fácilmente podría haberla acuñado un neurólogo, porque, francamente, a simple vista, el cerebro no nos brinda mucho que observar. Parece una esponja muy usada.

Pero las apariencias engañan. El cerebro es un centro de energía que nunca deja de funcionar. Consiste en miles de millones de células llamadas neuronas, las cuales están localizadas en diferentes lugares y son responsables por todo lo que ocurre en nuestro cuerpo, hasta de la forma en que disfrutamos una comida. Esta "esponja" puede absorber tanta información que no hay nada, ni siquiera la más sofisticada de las computadoras que existe en el mundo, que se le pueda comparar. Nada.

Como sucede en casi todos los casos, organizar, delegar y llevar un control y archivo son factores cruciales en este proceso. A pesar de su aspecto tan simple, el cerebro es un centro de actividades muy bien organizado—que se mantiene constantemente en contacto con todos sus "empleados".

El Personal Adjunto: El Sistema Nervioso Periférico

Venas, arterias, nervios, todos entrelazados y distribuidos en una intrincada red a través de todo nuestro cuerpo. Cuando tocamos un plato caliente con los dedos, cuando pisamos un clavo, cuando el pie choca contra la pata de una mesa, cuando bebemos una copa de champaña helada, siempre que nuestros sentidos participan, también participa nuestro sistema nervioso periférico. Es él quien envía las sensaciones o estímulos al cerebro para que este responda. Cuando el cerebro está funcionando bien, el mismo envía los mensajes de nuevo a esos terminales nerviosos, indicándonos que retiremos los dedos del plato caliente o sintamos el dolor de pisar el clavo, chocar contra la mesa, o el dolor "frío" de la bebida helada. El sistema nervioso periférico es un vasto servicio de mensajería, el personal adjunto que es tan importante para cualquier empresa de éxito.

No obstante, sin la interpretación que proporciona el cerebro, estas sensaciones no tendrían ningún significado. No sentiríamos nada. Cuando una parte del cerebro no funciona en forma adecuada, sea debido a un trauma o a un accidente cerebrovascular, es posible que no seamos capaces de identificar, comprender y experimentar las sensaciones. Es posible que estas pierdan su significado.

La Puerta Principal de la Oficina: El Sistema Nervioso Central

El sistema nervioso central es como la Estrella Polar. Es el sistema operativo central u "oficina", el destino final del sistema nervioso periférico en su viaje desde los dedos de las extremidades y los músculos. Específicamente, el sistema nervioso central está formado por la médula espinal y el cerebro.

Personal de Secretariado: El Tallo Encefálico

Esta es la primera parada en la "oficina". Puesto que el tallo encefálico se parece al cerebro de los animales de sangre fría y ha evolucionado a través de más de 500 millones de años, frecuentemente se le llama el cerebro "reptil". Es todo lo que tienen las serpientes, lagartos y otros animales parecidos. No obstante, en el ser humano el tallo encefálico es solamente una parte del todo—aunque una parte muy importante, ya que es vital para realizar las funciones que sostienen la vida.

Partiendo desde el tallo encefálico y subiendo por la médula espinal, encontraremos:

La **médula**, que es prácticamente la que sostiene la vida al ser responsable de controlar la presión arterial, el pulso, y hasta la respiración.

El **pons**, una especie de puente que conecta la médula al resto del cerebro. Pero no nos engañemos; su función no se limita a cobrar el peaje. En el pons se encuentra la **formación reticular**, una masa de fibras nerviosas que regula nuestra tonicidad muscular, nuestras acciones reflejas y nuestra capacidad de mantenernos alertas.

El **cerebro medio** es exactamente eso, un punto intermedio entre las áreas del cerebro que controlan las altas funciones y las partes "reptiles". Aquí también encontramos más funciones de la formación reticular, las cuales incluyen el control de los músculos del ojo y la capacidad de mantenernos más alertas.

El Coordinador: El Cerebelo

Justamente detrás del tallo encefálico y un poco más arriba del mismo encontramos el cerebelo, una masa de tejido que coordina todos nuestros movimientos. El cerebelo nos ayuda a mantener el equilibro, permitiéndonos sostener en la mano un vaso de agua sin que se caiga o tiemble. El cerebelo también coordina el movimiento de los músculos que participan en el acto de hablar.

Los **ganglios basales**, que asisten al cerebelo, están situados en la parte superior del cerebro y ayudan a lograr nuestros movimientos más sutiles. Evidentemente, un accidente cerebrovascular que afecte estas dos áreas del cerebro puede afectar nuestro equilibrio y nuestros movimientos.

El Asistente Ejecutivo: El Diencéfalo

Esta parte sirve de puente a las áreas del cerebro que controlan las altas funciones. Situado justamente encima del tallo encefálico, el diencéfalo sirve de sede a dos "vicepresidentes" de crucial importancia:

El **tálamo**—que funciona como un conmutador de líneas ferroviarias—clasifica los mensajes que se dirigen al cerebro y decide cuál debe enviarse a cada área. Puede, incluso, enviar un mensaje a varias áreas del cerebro simultáneamente. Si pisamos un clavo, por ejemplo, el dolor viajará a través del tallo encefálico hacia el tálamo y al "banco de datos" de la memoria. Posiblemente recordaremos que, cuando éramos niños, tuvimos que vacunarnos contra el tétanos porque pisamos un clavo oxidado. Es posible que se active el proceso del pensamiento y nos percatemos de que no es sabio andar caminando por ahí sin zapatos. El tálamo puede enviar los pensamientos una y otra vez y alternar los recuerdos de aquellos

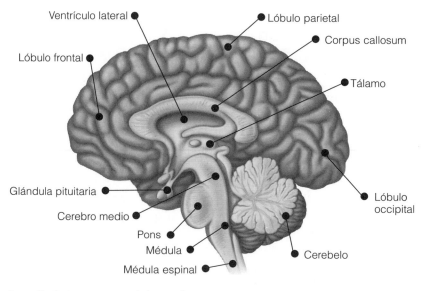

Las distintas partes del cerebro.

días de la infancia, cuando éramos más curiosos, con el dolor físico y tal vez el temor de necesitar otra vacuna.

El **hipotálamo** es pariente del tálamo. Aunque es muy pequeño, su influencia es muy vasta. El hipotálamo controla el apetito, la excitación sexual, la sed, el sueño, el entusiasmo, la temperatura, el equilibrio hormonal, y mucho más, regulando igualmente nuestros estados de ánimo y emociones.

El Vicepresidente Ejecutivo: El Sistema Límbico

La interrelación más poderosa entre las distintas partes del cerebro es el vínculo entre el pensamiento y la emoción. Dolor, ira, alegría, euforia . . . ninguna de estas emociones tendría significado si no estuviese vinculada a nuestros pensamientos. El sistema límbico, una estructura de células nerviosas entrelazadas que se encuentra entre el diencéfalo y la parte del cerebro que rige el intelecto, nos permite sentir y expresar las emociones. Así nos es posible sentir el mismo dolor que aquel día de verano, cuando, caminando por la orilla del mar, pisamos el clavo oxidado. Podemos recordar la sensación de soledad mientras esperábamos en la clínica del resort, con sus paredes tan antisépticas y su enfermera amable, pero demasiado ocupada. También podemos sentirnos avergonzados de que nos haya sucedido de nuevo ese percance siendo ya adultos, ese volver a pisar un clavo por andar descalzos justo después de ordenarle a nuestro hijo que se calzara—inmediatamente—los zapatos.

Algunos Datos Interesantes

- El cerebro pesa casi tres libras.
- Tiene aproximadamente el mismo tamaño que un melón de Castilla grande.
- Consiste en aproximadamente cien mil millones de células nerviosas.
- El número de formas en que estas células pueden conectarse entre sí supera el número de átomos en todo el universo.

El Jefe: El Cerebrum

Al fin llegamos a la áreas del cerebro que controlan las funciones más altas, esas que nos diferencian de los animales. Aquí están nuestros pensamientos, nuestros recuerdos y nuestras percepciones. Como el gabinete presidencial, se divide en varias áreas separadas, pero igualmente importantes.

Habitaciones que se Comunican

Nuevos estudios han revelado que la memoria no está simplemente almacenada en un solo lugar. Cuando se percibe una sensación, el hipocampo es responsable de recuperar diversos recuerdos de diferentes áreas del cerebro. La memoria de una emoción específica, la capacidad de moverse de una forma particular, el vínculo con otras épocas de nuestra vida—todo se compila y lleva al hipocampo por medio de neurotransmisores que transportan la información a través del cerebro. La cercana amígdala infunde a estos recuerdos su impacto emocional, colorido y magia.

La **amígdala** y el **hipocampo** se ocupan de nuestros pensamientos y recuerdos. Ellos dan significado a nuestras emociones, conectan nuestros pensamientos y sentidos al pasado. Son responsables por las distintas "capas" de la memoria, por el pensamiento y las emociones que experimentamos cuando, ya adultos, pisamos sin darnos cuenta el clavo oxidado.

El **cerebrum** es la masa densa del cerebro, la materia gris y blanca que forma la mayoría del mismo. Cubriéndolo como un revestimiento externo están las capas de células nerviosas, más materia gris a la que llamamos **corteza**. Esta parte del cerebro es la responsable de nuestra capacidad para mover los brazos y las piernas y percibir distintas sensaciones. En suma, aquí es donde aprendemos, donde reside nuestra forma de caminar, comprender y comunicarnos. Aquí está lo que, de hecho, nos hace humanos: la capacidad de establecer relaciones, planificar nuestro futuro y resolver problemas complejos. Un accidente cerebrovascular en esta área del cerebro puede afectar nuestra capacidad de hablar, nuestra memoria y personalidad, nuestras sensaciones y hasta la fuerza que tenemos.

La Red Interna de la Oficina: El Hemisferio Derecho y el Hemisferio Izquierdo

Mírese en el espejo. Trace una línea imaginaria desde el mismo centro de la cabeza hacia abajo, dividiéndola en dos imágenes de espejo iguales. Es como si esa línea dividiese su cerebro en dos mitades perfectas, ¿no es cierto? Llamamos a estas réplicas exactas hemisferio derecho y hemisferio izquierdo del cerebro. A pesar del uso que hacen actualmente de la jerga "hemisferio derecho/hemisferio izquierdo" los sicólogos de moda para ayudar a la gente a "encontrarse a sí misma" o a mejorar sus relaciones con otras personas, cada hemisferio tiene funciones muy reales y diferentes.

El **corpus callosum** es un puente rico en fibras nerviosas que conecta las dos mitades del cerebro, es decir, el hemisferio derecho y el hemisferio izquierdo.

El **hemisferio izquierdo** es el que más responsabilidad asume en la función del lenguaje, el habla y el uso de las palabras. Es también la parte del cerebro que más activamente participa en la lectura, el cálculo matemático, la escritura y otras formas de comunicación. Igualmente, es el responsable del movimiento y de las sensaciones que experimentamos en el lado derecho del cuerpo.

El **hemisferio derecho**, por otra parte, da al lenguaje su colorido y emotividad, controla la memoria visual, las habilidades "artísticas" como pintar, bailar o tocar un instrumento musical. También es responsable por la capacidad de ver las realidades en su contexto más amplio y sus consecuencias a largo plazo, así como del movimiento y las sensaciones que experimentamos en el lado izquierdo del cuerpo.

Necesitamos los dos hemisferios para completar el todo. Es posible que usted pueda hablar si el hemisferio izquierdo está intacto, pero es el hemisferio derecho el que da al lenguaje su ritmo, inflexión, textura peculiar e ingenio.

Cuando ocurre un accidente cerebrovascular en un hemisferio, se afecta el lado opuesto del cuerpo. Dicho de otro modo, si el hemisferio izquierdo sufre daño, es posible que se le paralice el lado derecho del cuerpo o sienta mucha debilidad, y viceversa.

También hay distintos síntomas emocionales. El accidente cerebrovascular en el hemisferio izquierdo puede causar depresión, pero si el afectado es el hemisferio derecho puede haber una negación completa de la enfermedad. (En los próximos capítulos hablaremos de los distintos síntomas que causan los accidentes cerebrovasculares cuando afectan al hemisferio derecho o al izquierdo.)

La Ubicación Lo Es Todo

Pregúntele a cualquier agente de bienes raíces y le dirá lo que todos sabemos: la ubicación lo es todo.

También lo es en el caso del accidente cerebrovascular. De hecho, el lugar donde ocurre es el factor más importante.

Recuerde siempre que donde ocurre el accidente cerebrovascular es mucho más importante que la intensidad que este pueda tener.

Las Sucursales: Los Lóbulos del Cerebro

Créalo, porque es absolutamente cierto. Su cerebro tiene lugares específicos donde se realizan determinadas funciones. También es cierto que el cerebro se divide en dos mitades separadas pero iguales. Y hay más: cada una de esas mitades tiene cuatro lóbulos, y cada uno de esos lóbulos realiza diferentes funciones. Cada uno de ellos afecta sus capacidades de manera distinta si ocurre un accidente cerebrovascular.

Los **lóbulos frontales** podrían considerarse los principales funcionarios ejecutivos del cerebro porque controlan, en gran medida, quienes somos: los impulsos, la motivación, la interacción social, la comunicación y el movimiento voluntario. La "franja" de actividad motora que regula todos nuestros movimientos en el lado opuesto del cuerpo está situada en los lóbulos frontales—los cuales son también responsables de nuestras "funciones ejecutivas": la capacidad de planificar y organizar, concentrarnos y tomar decisiones, establecer metas y recordar.   Estos lóbulos están situados, como implica su nombre, en la parte delantera del cerebro y si el accidente cerebrovascular ocurre en esta área es posible que seamos incapaces de expresar lo que deseamos decir. Podríamos estar muy alterados y actuar en forma muy impulsiva. El accidente cerebrovascular podría "aplanar" las emociones y dejarnos incapacitados para generar nuevos pensamientos o formular planes. Tal vez no podríamos mover una parte o todo el lado opuesto del cuerpo.

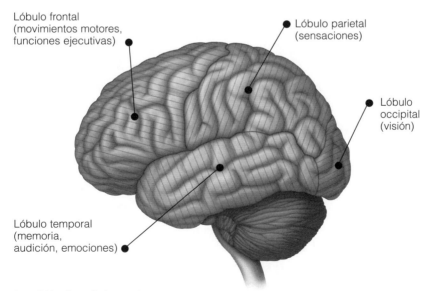

Lóbulo frontal
(movimientos motores,
funciones ejecutivas)

Lóbulo parietal
(sensaciones)

Lóbulo
occipital
(visión)

Lóbulo temporal
(memoria,
audición, emociones)

Los lóbulos del cerebro.

Los **lóbulos temporales** son nuestros "templos" de la memoria. Aquí residen nuestros recuerdos del pasado reciente y distante, nuestro banco de información y conocimientos. Lo que es más, los lóbulos temporales afectan nuestros pensamientos emotivos, así como nuestra habilidad de escuchar y apreciar la música. Procesan las percepciones que inundan el cerebro, extrayendo un significado de nuestras experiencias en el mundo. Situados justamente detrás y debajo de los lóbulos frontales, también son vitales para que podamos saber quiénes y qué somos. Si el accidente cerebrovascular afecta estos lóbulos, olvidaremos lo que acabamos de decir. Podría resultarnos imposible recordar cómo se realiza una determinada tarea que hemos hecho miles de veces antes.

Los **lóbulos parietales** son muy "sensibles". Situados justamente encima de las orejas y en la mitad posterior del cerebro, son los responsables del sentido del tacto. También son necesarios para que podamos desempeñarnos académicamente. Nos ayudan a entender lo que leemos y dónde se encuentran los objetos en relación con el espacio. Si el accidente cerebrovascular afecta esta área, podría afectar nuestra capacidad para reconocer un objeto. Podría impedirnos comprender lo que leemos. Podríamos sentir entumecido el lado opuesto del cuerpo. Podríamos ser incapaces de identificar el objeto que sostenemos en la mano.

Los **lóbulos occipitales** controlan la visión. Son, literalmente, "los ojos detrás de la cabeza". Si el accidente cerebrovascular ocurre en esta área, puede causar ceguera o pérdida parcial de la visión. También podríamos perder la capacidad de ver el lado izquierdo de la realidad si el accidente afecta el lóbulo occipital derecho.

No obstante, los lugares y escenarios donde se llevan a cabo las funciones del cerebro son solamente una parte del cuadro. Al igual que sucede con todas las relaciones en la vida, la comunicación es la clave.

Las distintas áreas del cerebro y el sistema nervioso central deben "hablar" entre sí. Es necesario transmitir los mensajes. Trátese de pisar un clavo oxidado, de comprender *La Guerra y la Paz,* o simplemente de inhalar y exhalar, el cerebro debe recibir información y enviar respuesta.

Las Líneas de Comunicación

Los mensajes se transmiten a través del cerebro mediante una red de células llamadas neuronas y de los "cables" que las conectan: los **axones**. Los mensajes viajan gracias a los impulsos eléctricos y a la secreción de sustancias químicas llamadas **neurotransmisores**.

Volvamos al ubicuo clavo. El "¡Ay!" del dolor viaja desde el pie hacia arriba por los nervios, moviéndose rápidamente a lo largo del axón. Repentinamente llega a un espacio en su próxima parada en la médula espinal. Este espacio se llama **sinapsis**. La próxima neurona aguarda, pero la versión eléctrica del mensaje—del "¡Ay!"—no puede alcanzarla—todavía.

El cuerpo es un experto en resolver problemas. Por eso la misma carga eléctrica que transmitió el "¡Ay!" a lo largo del axón activa ahora la secreción de un químico: el neurotransmisor. El neurotransmisor cruza entonces el espacio de la sinapsis, llegando a un **receptor** que aguarda, listo para entrar en acción, en la próxima célula. En cuanto el "¡Ay!" de dolor conducido químicamente toca el receptor, vuelve a convertirse en un impulso eléctrico, y así el mensaje continúa viajando hacia el cerebro.

Este proceso continúa a un ritmo vertiginoso a través de todo el sistema nervioso, llegando a todas las áreas del cerebro: incontables mensajes yendo y viniendo, mandatos que se disparan, información que se almacena, percepciones que se comprenden, millones y millones de mensajes perfectamente transmitidos en menos de un segundo, cada hora del día.

Fascinante, ¿no es cierto? Pero lo más fascinante en este proceso es que el neurotransmisor químico sabe exactamente cuál carga eléctrica lo disparará. Solamente un determinado impulso—el impulso correcto—lo disparará a la acción. La carga eléctrica debe "emparejarlo" con un químico específico para que el mensaje pueda saltar las sinapsis. Si el mensaje no es el apropiado, el neurotransmisor químico no se activará y quedará latente, silencioso, inmóvil.

Claro está que todo marcha divinamente bien cuando el cerebro funciona normalmente, cuando se transmiten los mensajes

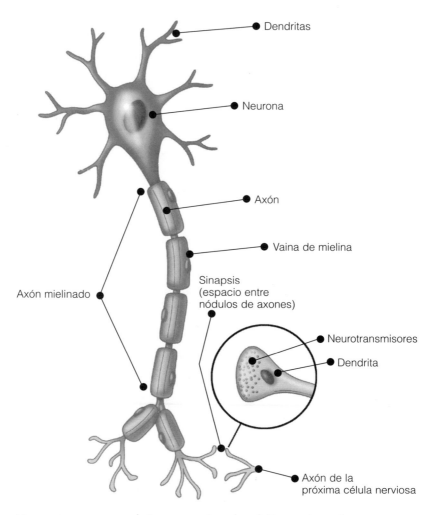

Una neurona completa con axón, dendritas y sinapsis.

específicos. Pero cuando ocurre un accidente cerebrovascular algunas de las neuronas y axones sufren daño y los mensajes no pueden pasar a través de ellos. Las sinapsis y neuronas dañadas pueden crear un desequilibrio que afecta el estado de ánimo, las emociones y los pensamientos. Un accidente cerebrovascular en el lóbulo temporal puede afectar las conexiones que el mismo vincula, impidiéndonos recordar. Una sinapsis dañada en el hemisferio derecho podría impedirnos mover el lado izquierdo del cuerpo.

Sí. El accidente cerebrovascular ocurre en el cerebro, pero puede comenzar muy lejos y viajar hacia el cerebro—por medio de un coágulo de sangre que se bombea, filtra y desplaza del cerebro y hacia el mismo gracias al corazón.

Un Corazón que Late

El cerebro se alimenta del oxígeno que extrae de los glóbulos rojos. Al bombear la sangre a una alta velocidad, el corazón garantiza al cerebro un buen suministro de oxígeno. A pesar de las románticas palabras de poetas y filósofos, el corazón no es nada "blando". Por el contrario, es un músculo de gran dureza y fuerza que tiene aproximadamente el tamaño de un puño cerrado.

Este "puño cerrado" es capaz de bombear y lanzar la sangre a varios metros de distancia. Podemos sentir la fuerza de la sangre que recorre nuestro cuerpo al tomarnos el pulso. Cada pulsación bombea e impulsa aproximadamente una taza de sangre, incorporándola al torrente sanguíneo.

La calidad en este caso es más importante que la cantidad. Créalo o no lo crea, nuestro cuerpo contiene solamente alrededor de doce pintas—unas veinticuatro tazas en total—de sangre, equivalentes a aproximadamente seis cuartos de leche o al peso del pavo que se prepara en Estados Unidos para la cena del Día de Acción de Gracias.

No obstante, son doce pintas con un poder casi increíble.

La Máquina de Reciclaje Sin Posible Rival

En efecto, las doce pintas de sangre que bombea el corazón se utilizan una y otra vez. Viajan y viajan una y otra vez en espiral infinita a través de todo nuestro cuerpo, llevando el oxígeno a todos los órganos y limpiando los desechos.

Este proceso se llama circulación y—en una explicación muy breve—funciona de la siguiente manera:

1. El corazón está dividido en cuatro cámaras: el atrio derecho y el atrio izquierdo, y los ventrículos derecho e izquierdo. La sangre cargada del oxígeno de los pulmones entra en el **atrio izquierdo** del corazón, se desplaza hacia **el ventrículo izquierdo** y se bombea, ingresando al torrente sanguíneo a través de . . .

2. . . . la **aorta**, reina de las arterias. Desde la aorta, la sangre que lleva el combustible y alimento de nuestro cuerpo, viaja a través de pasajes llamados **arterias**. Las paredes de las arterias son muy elásticas, tubos musculares que se ramifican, volviéndose cada vez más angostos y pequeños, hasta tener solamente el grosor de una célula . . .

3. . . . para que el combustible y el oxígeno del cuerpo puedan pasar a través de ellos. Estas minúsculas arterias se llaman vasos **capilares**. Las hambrientas células del cuerpo—desde las células musculares y las neuronas, hasta las de los riñones y el hígado—se alimentan de este oxígeno hasta saciarse y depositan el dióxido de carbono a través de sus paredes. La sangre, que ya ha "descargado" su oxígeno, comienza de nuevo su recorrido hacia el corazón transportando los desechos a través de . . .

4. . . . las **venas**. La sangre se mueve entonces más lentamente. El corazón ha utilizado la mayor parte de su energía para bombear

la sangre rica en oxígeno a través del cuerpo, y esta se muestra menos entusiasta al emprender el viaje de regreso. Por este motivo las venas tienen pequeñas "bolsas" o válvulas que reciben el "reflujo" y garantizan que la sangre se siga moviendo hacia el corazón, sin retrasarse. Las venas se ensanchan más y más hasta que llegan . . .

5. . . . al **atrio derecho** del corazón. A medida que el corazón bombea y se contrae, esta sangre pasa . . .

6. . . . al **ventrículo derecho**, desde donde viaja hacia los pulmones y se llena una vez más de oxígeno. El flujo de sangre cargado ya de oxígeno recorre de nuevo el camino hacia el lado izquierdo del corazón y vuelve a comenzar el ciclo.

El Estira y Encoge de la Sangre

Al igual que el agua en las tuberías de su casa, la circulación necesita presión para mantenerse en movimiento. La presión arterial es lo que mantiene el flujo y movimiento rítmico de la sangre a través de las arterias.

Cuando usted se toma la presión arterial, la medida superior, llamada presión **sistólica**, refleja la fuerza que debe tener la contracción del corazón para impulsar la sangre a través de las arterias. Si esta medida es alta, ello significa que su corazón tiene que contraerse demasiado fuertemente para que la sangre pueda mantenerse en movimiento.

La medida inferior, la presión **diastólica**, refleja la presión de las arterias mientras el corazón permanece en reposo entre latido y latido. Si esta medida es alta, ello significa que la presión permanece elevada aun cuando el corazón descansa entre las pulsaciones.

¿Cuán Importante es el Oxígeno para el Cerebro?

Sin él no funcionaría el proceso electroquímico.
Sin él la función no se podría realizar en cualquier área privada
de este alimento vital.
Sin él perderíamos el conocimiento en cinco a diez segundos.
Sin él sufriríamos daño cerebral en cuestión de unos minutos.

El flujo de la sangre, su ritmo y presión pueden verse afectados por factores hereditarios, por enfermedades renales y por el aumento del peso y del colesterol, una sustancia cerosa que se transporta a través del torrente sanguíneo. A medida que sube, el colesterol se va depositando en las paredes de las arterias. Con el tiempo, estas paredes arteriales se van engrosando hasta llegar al punto en que la sangre no puede pasar a través de ellas. Si ocurren estos depósitos en las arterias que van al corazón, puede producirse un ataque cardíaco. Si se acumulan en las arterias que van al cerebro, pueden causar un accidente cerebrovascular.

Puesto que la presión arterial alta y un nivel de colesterol demasiado elevado son factores importantes en el accidente cerebrovascular, en el próximo capítulo hablaremos de ellos y de otros factores de riesgo en mayor detalle.

El Alimento del Cerebro

El apetito del cerebro es más voraz que el de un leñador. Este órgano necesita un 20 por ciento del suministro total de sangre para obtener el oxígeno y nutrición que necesita.

Las arterias vitales para llevar al cerebro el muy necesario alimento son las **carótidas**. Tanto la carótida derecha como la izquierda son arterias principales de gran importancia y se bifurcan en una serie de arterias menores que se extienden por el frente del cuello y hacia el cerebro. Estas arterias se van haciendo cada vez más pequeñas a medida que se adentran en el cerebro, a fin de permitir que todas las áreas del mismo, desde el tálamo hasta el hipocampo, y desde los lóbulos frontales hasta los temporales, reciban el esencial oxígeno. Las carótidas trabajan en asociación con las **arterias vertebrales**, las cuales se extienden hacia arriba por la columna vertebral en la parte posterior del cuello, hasta formar la arteria basilar en el tallo encefálico.

El accidente cerebrovascular se manifestará con distintos síntomas si ocurre en las carótidas o dentro de las áreas del cerebro alimentadas por las arterias vertebrales. Más adelante trataremos más detalladamente este tema.

Ya hemos visto cómo se conectan y vinculan el corazón y el cerebro. Antes de cerrar este capítulo, veamos brevemente cómo funciona la química que une a estos dos órganos en un hilo común.

Fluidos Vitales

La sangre. Tal vez nos desagrade o asuste verla, y tal vez la donemos para salvar una vida. Pero sea cual sea la sensación que nos produzca, la sangre es la esencia misma de la vida. Considerémosla un servicio de transporte muy avanzado que lleva el alimento necesario a todas las células de nuestro cuerpo. Detrás de su color rojo hay mucho que descubrir, pues si ponemos una gota bajo el microscopio, veremos:

El **plasma**, o sea, el líquido que contiene todas las células y da a la sangre su consistencia.

Los **glóbulos rojos** (o **corpúsculos**) donde se almacena el alimento. Estos contienen el oxígeno y los demás nutrientes (en forma de glucosa) que necesita el cuerpo para sobrevivir. Después de "servir la comida" y alimentar a los diversos órganos, los glóbulos rojos se dirigen a las venas llevando los "platos vacíos", es decir, los desechos, al corazón. Los glóbulos rojos también contribuyen a dar a la sangre su color.

Los **glóbulos blancos** son los "superhéroes" que responden a las invasiones de organismos extraños, combatiendo la infección y aumentando de número cuando una infección o inflamación amenaza al cuerpo.

Las **plaquetas** son las responsables de la coagulación. Cuando sufrimos una cortada en un dedo, las plaquetas se apresuran a acudir para comenzar a crear una red, una gasa microscópica de fibras que atrapan a otras células de la sangre y detienen su flujo.

No obstante, la máquina mejor engrasada puede presentar problemas, y el cuerpo humano no es una excepción a esta regla. La coagulación es crucial si usted sufre una caída y se lastima la rodilla, o si pisa el ya archimencionado clavo. Pero a medida que envejecemos las arterias pueden estrecharse y desarrollar áreas más densas que atraen la atención de las plaquetas.

Menos Mal que No Somos Cisnes . . . ¡Ni Jirafas!

A la altura del cuello, la columna vertebral es particularmente vulnerable a los espolones de hueso, los cuales pueden comprimir las arterias que pasan a través de esta área del cuerpo y afectar el suministro de sangre.

Aunque no son tan graves como un accidente cerebrovascular en las carótidas, los espolones pueden causar mareos en las personas ancianas, particularmente cuando inclinan la cabeza hacia atrás. Tal vez usted o alguno de sus familiares haya experimentado este fenómeno al lavarse el cabello en el salón de belleza. Al doblar la cabeza hacia atrás en el lavabo, tal vez sienta una sensación de mareo que normalmente cesa en cuanto usted endereza el cuello.

En este caso la coagulación no es una simple "vendita" ni una pequeña escara. Las plaquetas no siempre saben cuándo deben detener su acción de coagulación en estas pequeñas "cortadas" internas. Pronto los glóbulos rojos acudirán a unirse a la faena y la masa coagulada aumentará y aumentará de tamaño. Ello causará una oclusión en las vías circulatorias, evitando que la sangre pueda moverse a lo largo de la arteria.

Cuando ocurre este tipo de coagulación en el cerebro, el resultado puede ser un accidente cerebrovascular. En el Capítulo 3 veremos más detalladamente este fenómeno.

Casos y Cosas de la Sangre

- En las arterias la sangre tiene un color rojo escarlata, pero su color en las venas es más oscuro y se parece más al rojo vino.
- La sangre es más pesada que el agua, pero sólo en una pequeña medida.
- La sangre del hombre pesa más que la sangre de la mujer.
- La altura afecta la sangre. La mayor altura aumenta el número de glóbulos rojos en la sangre del organismo, para que la misma pueda transportar más oxígeno a los órganos del cuerpo.

La Unión de las Partes

Volvamos por un momento al clavo, a ese caluroso día de verano, cuando caminaba descalzo por la arena. Pisa el clavo y el dolor inmediatamente sube por su sistema nervioso hacia el cerebro, el cual envía una respuesta: "¡Ay!" Su cuerpo entra en acción. El corazón comienza a latir un poco más aprisa. Mira hacia abajo, hacia donde siente el dolor y observa que el pie está sangrando. Comienza la coagulación.

Se envían otros mensajes: usted recuerda la última vez que pisó un clavo, aquel otro día de verano de su infancia, cuando estaba de vacaciones. Su memoria es agridulce y está teñida de un cierto temor: probablemente necesitará la vacuna del tétanos. Se recrimina a sí mismo: no debió andar descalzo; debió haberse puesto los zapatos. Debió haber sido más cuidadoso. Usted sabe más que eso.

Sus emociones afectan el pulso. La sangre continúa recorriendo el cuerpo. Seguramente sentirá enrojecer el rostro.

Y todas estas conexiones, todas estas respuestas emocionales, mentales y físicas, ocurrirán en apenas un instante.

Esa es la relación entre el corazón, la sangre y el cerebro, un poderoso triunvirato. Como ya hemos visto, los tres desempeñan un papel crucial para nuestra salud—y a la hora de lidiar con un posible accidente cerebrovascular.

Pero hay mucho más. El corazón, el cerebro y la sangre responden a otras cosas. Por eso debemos considerar los factores de riesgo que pueden dar lugar a un accidente cerebrovascular.

CAPÍTULO 2

Factores de Riesgo

*Ya era bastante grave esa presión tan alta,
pero mi esposo también estaba demasiado
grueso, fumaba mucho y una vez que llegaba
a la casa, del trabajo, no había fuerza
humana capaz de hacerlo moverse. Siempre
de la butaca al sofá. Cuando tuvo el accidente cerebrovascular, a él le asombró que eso
le sucediera, pero a mí no. En lo absoluto.*

—La esposa de un paciente de 68 años
que sufrió un accidente cerebrovascular

Beatriz no era ninguna tonta. Sabía que fumar es malísimo para la salud. Varias veces intentó dejar el cigarrillo, pero nunca pasaba de cinco meses sin fumar. Algo la hacía volver al "vicio"—el estrés, el sobrepeso, el aburrimiento que sentía.

Tampoco hacía ejercicio, aunque sí se había inscrito en el gimnasio local para tomar una clase de aeróbicos durante unas semanas, hasta que surgió otra cosa y dio al traste con su voluntad.

Detestaba su vida, pero en vez de cambiarla, se hundía cada vez más en ella y así continuó descendiendo en espiral hacia el fondo. Mientras más se preocupaba, más fumaba, y más comía. Mientras más fumaba y comía, más se preocupaba. Había caído en un círculo vicioso y estaba convencida—a veces la racionalización es nuestra peor enemiga—de que no tenía tiempo para hacer ejercicio.

Sin embargo, se las había arreglado muy bien para ganarle la batalla a las adversidades. Como compradora estrella de una cadena de almacenes de gran prestigio, era una mujer de negocios con mucho éxito. Sola crió a su hija después de fallecer su esposo a causa de un ataque al corazón. Tenía un amplio círculo de amistades y salía casi todos los viernes y sábados. Se quejaba de sus malos hábitos, se burlaba de sí misma por tenerlos, pero no hacía nada por cambiarlos. Y si vamos a decir las cosas como son, Beatriz tampoco creía necesario hacer ningún cambio. Los resultados de sus reconocimientos médicos anuales siempre estaban bien, gracias.

Celebró su cumpleaños: había llegado a los cincuenta. Tres días más tarde fue al médico a hacerse su examen anual, esperando que todo estuviese bien, como de costumbre, y que el médico una vez más la amonestara sobre su estilo de vida tan poco saludable. Pero esta vez el médico tenía la seriedad plasmada en el rostro. Su habitual sonrisa se había borrado. Le dijo que tenía diabetes y la presión alta. No sólo tendría que tomar medicamentos, sino que inmediatamente tendría que cambiar sus hábitos.

Beatriz se había convertido en la candidata ideal para un accidente cerebrovascular.

Los riesgos no están labrados en piedra, ni escritos con sangre. No hay ninguna certeza ni tampoco controlan el destino de nadie. Pero los riesgos son lo que su nombre implica: mayores probabilidades de que ocurra el problema. Si su rutina y estilo de vida son destructivos, es posible que esté en riesgo.

Algunos factores de riesgo pesan más que otros. Algunos no se pueden modificar. Pero otros, como el hábito de fumar y la obesidad de Beatriz, sí se pueden modificar. Una vez tratado el factor de riesgo, el riesgo se reduce. Y mientras más riesgos sea posible reducir, más saludable será la ecuación total, y menor será el riesgo general de sufrir enfermedades.

En el caso del accidente cerebrovascular, existen varios factores de riesgo. Algunos de ellos son cuestión de suerte: la herencia y el tiempo. Pero otros se pueden prevenir y son una cuestión de malos hábitos. Estos sí están bajo nuestro control, y sí los podemos cambiar.

Aprenda Estas Sencillas Reglas para Prevenir un Accidente Cerebrovascular

1. Tómese la presión arterial y determine si está alta. Si así fuera, vaya al médico para recibir tratamiento.
2. Si es diabético, controle estrictamente la diabetes.
3. Determine si tiene alto el colesterol, y trátese.
4. Si fuma, deje inmediatamente de fumar.
5. Incluya el ejercicio en las actividades que disfruta en su rutina diaria.
6. Adopte una dieta saludable.
7. Averigüe si tiene fibrilación atrial.
8. Controle su peso—la obesidad mata.
9. Si bebe alcohol, hágalo con moderación.
10. Si experimenta algún síntoma de accidente cerebrovas cular, procúrese atención médica inmediata: llame al servicio de emergencia o acuda al hospital más cercano.

El conocimiento es poder. Reconocer estos factores de riesgo puede ayudarle a reducir el poder que ellos pueden llegar a tener sobre usted. A ese fin, veamos cuáles son esos factores de riesgo.

La Hipertensión, Esa Enemiga Silenciosa

Si tuviésemos que considerar cuál es el factor de riesgo más alto en el caso del accidente cerebrovascular, tendríamos que decir que es la presión arterial alta, llamada hipertensión. Una encuesta realizada a través de todos los Estados Unidos reveló que entre un 40 y un 70 por ciento de las personas que sufren accidentes cerebrovasculares también tienen la presión alta. El importante estudio de Framingham, que ha hecho un seguimiento de más de 5.000 hombres y mujeres durante más de cincuenta años, continúa demostrando que las personas que sufren de hipertensión tienen de dos a cuatro veces más probabilidades de sufrir un accidente cerebrovascular que las personas cuya presión arterial es normal. Y el reciente Estudio de Hipertensión Sistólica realizado en Europa ha demostrado que aun una presión arterial moderadamente alta puede causar un accidente cerebrovascular.

Aunque la hipertensión puede ser hereditaria, las razones por las cuales nos afecta son bastante misteriosas en la mayoría de los casos.

No obstante, sí sabemos *qué* es lo que sucede cuando está presente la hipertensión. Como hemos visto, el aumento de la presión arterial significa que el corazón está trabajando más—latiendo más fuerte y rápidamente. También significa que los pequeños vasos sanguíneos están retrasando el flujo de sangre y que por este motivo se acumula más presión tras ellos. Igualmente, significa que los vasos sanguíneos están desgastándose más y debilitándose hasta el punto de hacer posible el accidente cerebrovascular. Por último, la presión arterial alta puede acelerar la aterosclerosis o endurecimiento de las arterias y aumentar el riesgo de sufrir enfermedades cardíacas. Ambos son riesgos adicionales que pueden dar lugar al accidente cerebrovascular.

No cabe ninguna duda de que la hipertensión puede matarnos. Para complicar aún más la situación, no manifiesta síntomas. Es completamente silenciosa y su acción destructiva se desarrolla solapadamente en lo oculto, con el tiempo, sin avisarnos, hasta que la acumulación de presión y la debilidad de las paredes arteriales causa el accidente cerebrovascular.

En el pasado la gente ni siquiera se percataba de que tenía hipertensión hasta que ya era demasiado tarde y ocurría el accidente cerebrovascular o ataque al corazón. Hoy en día nos hemos vuelto algo más precavidos, y más y más adultos se toman la presión al menos anualmente. De hecho, los estudios han demostrado que un buen tratamiento de la hipertensión puede reducir en forma drástica el riesgo de sufrir un accidente cerebrovascular—en más de un 40 por ciento.

Otra excelente noticia es que los medicamentos funcionan. Si sufre de hipertensión, el médico le puede recetar un medicamento que mantenga la presión controlada. Lo importante es que usted se tome el medicamento exactamente como lo indique su médico, bajo su estricta supervisión. El motivo por el cual los medicamentos para controlar la presión no siempre funcionan es sencillo: la gente deja de tomarlos.

¿Cómo Puede Determinar Si Tiene la Presión Arterial Alta?

Si su presión arterial está por encima de 140/90, usted tiene la presión alta.

La medida inferior, o presión diastólica, es la más importante. La presión diastólica alta es la que más estrecha correlación guarda con el accidente cerebrovascular.

No obstante, la hipertensión sistólica aislada (más de 160) es también un factor de riesgo que requiere tratamiento.

El Factor Edad

Es posible regular la presión alta. Usted tiene el control en este caso. Pero algunos de los factores de riesgo relacionados con el accidente cerebrovascular están más allá de nuestro control. Son, sencillamente, parte de la vida. La edad es uno de ellos.

A medida que envejecemos las arterias se vuelven más frágiles. Son menos elásticas y menos flexibles. Se endurecen. Este endurecimiento de las arterias se conoce como aterosclerosis. Mientras mayor sea la aterosclerosis, más probabilidades habrá de que las arterias se bloqueen o cierren. Si ese tipo de oclusión llegara a ocurrir en el cerebro, el resultado será un accidente cerebrovascular.

El Síndrome "Bata Blanca"

Se sabe que a algunas personas les sube la presión cuando ven al médico. Comúnmente conocido como Síndrome "Bata Blanca", esta breve y momentánea elevación de la presión arterial es una reacción normal al estrés de esperar al médico en el salón de examen hasta que llegue, con su inconfundible bata blanca, a tomarnos la presión. Si la presión arterial ya está elevada, el médico generalmente no la volverá a tomar hasta que transcurran diez o quince minutos. También es posible que le sugiera que usted se la tome en casa utilizando un aparato que puede adquirir en la farmacia. Tomarse la presión durante unas semanas o meses no sólo le permitirá obtener una medida más exacta, sino que el estrés que siente al tomársela en el consultorio disminuirá cuando el procedimiento se vuelva parte de su rutina habitual.

La Realidad Se Impone

Una estadística que no deja lugar a dudas: las dos terceras partes de los accidentes cerebrovasculares afectan a hombres y mujeres mayores de sesenta y cinco años.

Es posible reducir el riesgo a cualquier edad mediante un programa de ejercicios, tomándose regularmente la presión y haciéndose un examen médico de rutina.

Un estilo de vida saludable le reportará aun otros beneficios: le hará sentirse más joven, más fuerte y con más energía.

De hecho, en una reciente publicación se hace notar el hecho de que, después de los sesenta y cinco años, las probabilidades de sufrir un accidente cerebrovascular aumentan al doble ¡cada diez años!

Complicaciones de la Diabetes

A primera vista, no parece que la diabetes pueda tener relación alguna con el accidente cerebrovascular. Después de todo, es una enfermedad que afecta la capacidad del cuerpo para controlar el nivel de glucosa en la sangre. Sin embargo, bajo la superficie de esa definición se esconde una correlación muy fuerte y peligrosa, puesto que la diabetes afecta la circulación. La mala circulación afecta los vasos sanguíneos, particularmente los pequeños capilares de los ojos. Aquí, debido a la debilidad e insuficiencia de los vasos sanguíneos, la diabetes puede causar hemorragia y ceguera. Igualmente, las hemorragias similares dentro del cerebro pueden causar parálisis e incluso la muerte. La diabetes también puede acelerar el proceso de la aterosclerosis.

Estas razones, por sí solas, bastan para considerar la diabetes un factor de riesgo en el accidente cerebrovascular, pero hay más:

- La persona que sufre de diabetes tiene hasta tres veces más probabilidades de sufrir un accidente cerebrovascular.

- Los estudios han revelado que las personas que sufren de diabetes tienen el doble de probabilidades de sufrir hipertensión que las personas que no tienen diabetes.

- Otro estudio ha revelado que el 42 por ciento de las personas que han sufrido accidentes cerebrovasculares también padecen de diabetes.

- La combinación de la hipertensión con la diabetes es mucho más común entre los norteamericanos de ascendencia africana e hispanos.

- Los diabéticos también son más propensos a la obesidad y al colesterol alto.

Al igual que en el caso de la edad, es poco lo que se puede hacer para prevenir la diabetes cuando es hereditaria. No obstante, sí es posible controlarla con un régimen de medicamentos, dieta, ejercicios y un estilo de vida saludable.

El Problemático Colesterol

Todos hablamos de eso. Leemos las etiquetas para informarnos. Nos hacemos el análisis de sangre para determinarlo. Pero muchos de nosotros no estamos muy seguros de lo que es el colesterol ni de cuál es su relación con la enfermedad.

Fundamentalmente, el colesterol es una sustancia de consistencia cerosa que produce el cuerpo, y—aunque le parezca increíble— es natural y necesario para que el organismo realice muchas de sus funciones. No obstante, hoy en día, aparte del colesterol que produce naturalmente nuestro cuerpo, lo ingerimos en grandes cantidades en muchos de los alimentos que comemos, por ejemplo, las carnes y el huevo. Y las grasas saturadas que encontramos en la carne, el queso, la leche, la manteca y hasta la margarina contribuyen a elevar el nivel de colesterol en la sangre aún más que el colesterol ingerido en la dieta.

Una Correlación Esencial

Los estudios han concluido que por cada 6 milímetros que baje el mercurio en la medida de la presión arterial diastólica, la incidencia de sufrir un accidente cerebrovascular se reducirá en un 40 por ciento. ¿Cómo puede lograr esta reducción? ¡Adelgace!

Todo en exceso es malo. ¿Por qué decimos eso? Muy sencillo. El colesterol se transporta en la sangre por medio de las lipoproteínas, una especie de "carrito de compras" con las grasas y proteínas que produce el hígado. La lipoproteína que realiza la mayor parte del trabajo es la de baja densidad. Todo muy bien hasta aquí, ¿no es cierto? Pues bien, una vez que el cuerpo ya ha tomado lo que necesita, la lipoproteína de baja densidad sigue flotando en la sangre, digamos que vestida y lista para la fiesta pero sin ningún lugar a donde ir. Con el transcurso del tiempo este colesterol de baja densidad se asienta en las paredes de las arterias, obstruyendo las vías circulatorias o causando coágulos que pueden desprenderse y viajar a través del torrente sanguíneo hasta llegar al cerebro. Por eso a la lipoproteína de baja densidad normalmente se le llama "colesterol malo".

Sin embargo, las lipoproteínas de baja densidad no viajan solas. Existe también un "colesterol bueno" o lipoproteína de alta densidad que transporta el colesterol de nuevo al hígado para que este órgano lo procese y elimine. Al igual que una de esas diminutas pero potentes aspiradoras que utilizamos para limpiar el auto, la lipoproteína de alta densidad absorbe todo el colesterol que deja atrás la lipoproteína de baja densidad y ayuda a limpiar las arterias.

El riesgo de tener alto el colesterol proviene de la cantidad de lipoproteínas de baja densidad en la sangre. La mayor parte de la publicidad que ha recibido el colesterol se debe a su relación con los ataques al corazón. De hecho, hasta muy recientemente, no se había ni siquiera considerado un riesgo en relación con el accidente cerebrovascular. Sin embargo, las nuevas investigaciones han demostrado que disminuir el nivel de colesterol en la sangre es importante a la hora de prevenir un accidente cerebrovascular. Un reciente estudio de los nuevos medicamentos statin incluso reveló que al disminuir el colesterol en un 23 a un 42 por ciento se reduce también el riesgo de sufrir un accidente cerebrovascular en un 29 por ciento.

En resumen, es necesario observar y mantener a raya los niveles de colesterol, y especialmente las lipoproteínas de baja densidad. Actualmente se recomienda mantener el colesterol por debajo de los 200 mg/dl. Si las lipoproteínas de baja densidad son más de 130 mg/dl, usted debe tomar un medicamento statin. Y si el nivel de colesterol está demasiado alto, una dieta baja en grasas, los medicamentos apropiados y el ejercicio regular ayudarán a bajarlo.

Antecedentes de Enfermedades Cardíacas

Tiene sentido. Si el corazón no anda bien, ya existe el potencial para que haya problemas también en el cerebro. Recuerde que los coágulos de sangre pueden formarse en el corazón, viajar hacia el cerebro y bloquear las arterias, causando el accidente cerebrovascular.

Normalmente el corazón late con un ritmo monótono pero regular que nos inspira confianza y seguridad. No obstante, y particularmente a medida que vamos envejeciendo, los latidos pueden volverse muy irregulares. Es lo que llamamos **fibrilación atrial**. Estos latidos irregulares del atrio son menos eficientes y es posible que se formen coágulos de sangre en el corazón, listos para subir hacia el cerebro. La persona que sufre de fibrilación atrial tiene de un 4 a un 18 por ciento más probabilidades de sufrir un accidente cerebrovascular. Existen anticoagulantes como el Coumadin® (vea el Capítulo 10 para obtener una descripción detallada) que pueden reducir significativamente el riesgo de que ocurra un accidente cerebrovascular, y esa es una excelente noticia.

En algunos casos los coágulos de sangre se pueden formar en una válvula dañada del corazón. Enfermedades como la fiebre reumática endurecen las válvulas, afectando su buen funcionamiento, lo cual las lleva a atraer pequeñas partículas de desechos y coágulos de sangre. En otros casos el ataque al corazón puede debilitar una sección del músculo cardíaco, proporcionando otro "magneto" para esos peligrosos coágulos de sangre que pueden desprenderse y viajar hacia el cerebro.

Los Males del Tabaco

Fumar:

- daña las paredes de las arterias a largo plazo
- estrecha los pequeños vasos sanguíneos del cerebro
- reduce la cantidad de oxígeno que transporta la sangre para nutrir las células del cuerpo
- afecta la circulación

El hábito de fumar presenta también otra característica distintiva importantísima: de todos los riesgos relacionados con el accidente cerebrovascular, es el que más fácilmente se puede prevenir: deje de fumar y en tres años el riesgo se reducirá a un nivel normal.

Es muy sencillo. Pero, como saben muy bien todas las personas que alguna vez han fumado, más fácil es decirlo que hacerlo. Aunque los estudios han demostrado que los fumadores tienen de uno y medio a tres veces más riesgo de sufrir un accidente cerebrovascular que las personas que no fuman, aunque el tabaco afecte negativamente la circulación y la cantidad de oxígeno disponible en la sangre, aunque el riesgo de fumar sea altísimo tomando o dejando de tomar en consideración la presión arterial alta, las enfermedades cardíacas y la edad, la realidad es que muchas personas siguen fumando.

Se ha calculado que si se eliminase el cigarrillo se podrían prevenir 61.000 accidentes cerebrovasculares cada año.

Por otra parte, miles de personas han dejado de fumar. Aunque no lo logre la primera o la segunda vez, inténtelo, y siga intentándolo, hasta que lo logre. Comuníquese con la American Lung Association, la American Cancer Society o con el hospital de su localidad para informarse acerca de los programas que pueden ayudarle a dejar de fumar, recibir sugerencias y apoyo.

Si usted fuma, debe dejar de fumar. Dejar de fumar puede salvar su vida.

La Píldora Anticonceptiva

La píldora anticonceptiva ha ayudado a dar forma a nuestra manera de pensar, actuar y, obviamente, concebir. Ha ayudado a forjar los derechos de la mujer. Ha influido en toda una generación de jóvenes.

A medida que han transcurrido los años los estudios han revelado que los anticonceptivos orales también tienen algunos efectos secundarios.

Uno de ellos es el riesgo de sufrir un accidente cerebrovascular, particularmente en el caso de las mujeres mayores de 32 años que han sufrido de hipertensión y fuman. Un estudio en el cual participaron mujeres jóvenes reveló que determinadas mujeres que toman la píldora anticonceptiva tenían mayor riesgo de sufrir un accidente cerebrovascular que otras mujeres. El riesgo aumentó en las mujeres hipertensas. Otros estudios han revelado que existe una correlación entre los anticonceptivos orales, el fumar mucho, y el accidente cerebrovascular. El riesgo general es muy pequeño, y por eso es necesario que usted lo sopese teniendo en cuenta que el embarazo también conlleva un riesgo. La decisión es difícil, pero las mujeres de más edad que son hipertensas y fuman deben consultar con su médico para determinar el riesgo que podría implicar en su caso tomar la píldora anticonceptiva.

Hemos llegado al final de la lista de factores de riesgo. Como puede apreciar, algunos de estos riesgos se pueden prevenir y otros no. Pero los estudios han demostrado en forma incuestionable que la frecuencia del accidente cerebrovascular ha disminuido en los últimos años debido a que la hipertensión se está tratando con medicamentos y el tratamiento ha tenido éxito.

Lamentablemente, también recientemente se comprobó que la disminución no ha continuado, lo cual prueba que es necesario tratar también los demás factores de riesgo. Una dieta baja en grasas y sal, el ejercicio regular, el control del peso, no fumar, y hasta tomarse un trago de alcohol al día (no olvide que beber en exceso aumenta el riesgo de sufrir un accidente cerebrovascular) pueden ayudar a reducir el riesgo de sufrir un accidente cerebrovascular.

Reducir un factor de riesgo puede también reducir favorablemente los demás riesgos. Como hemos visto, muchos problemas están íntimamente relacionados: el colesterol alto y la hipertensión, la obesidad y la diabetes. Tratar uno de estos factores puede ayudar a tratar otro.

Una onza de prevención vale más que muchas libras de curas.

Ya sabemos por qué ocurre el accidente cerebrovascular. Veamos entonces cómo ocurre y cómo se manifiestan—concreta y llanamente—los tres tipos básicos de accidentes cerebrovasculares.

CAPÍTULO 3

Tipos de Accidentes Cerebrovasculares

Todo fue tan rápido, como un relámpago.
—La esposa de un vendedor jubilado de 70 años que sufrió un accidente cerebrovascular

Georgina era hija única y tal vez por eso estaba muy apegada a su padre. Durante muchos años la familia se había reducido a ellos dos desde que su madre falleció, víctima del cáncer. No era que se pasaran todo el tiempo juntos, ni mucho menos. Aunque vivían cerca, a quince minutos escasos, ambos llevaban vidas muy activas. Georgina trabajaba y vivía en Manhattan y su padre, un conocido oftalmólogo, en Connecticut. Ya había dejado atrás los sesenta, pero no tenía ningún deseo de jubilarse. Amaba su profesión y era un excelente especialista.

A veces Georgina acompañaba a su padre a las funciones sociales. Su papá había salido con muchas mujeres, pero nunca quiso volver a casarse. Había amado mucho a su esposa. Ese había sido el amor de su vida. Y amaba a su hija.

Para poder verse con más frecuencia, Georgina y su padre hacían planes para pasar juntos el domingo una vez al mes. A veces salían de compras o daban un paseo por el puente del río. Jugaban al golf y a veces disfrutaban un buen desayuno almuerzo en un restaurante típico.

Ese domingo Georgina y padre habían quedado en encontrarse en el Greyís Country Inn, uno de sus favoritos. Ella llegó un poco más temprano, y por eso no se preocupó demasiado al ver que su padre tardaba. Pidió un whiskey y se sentó junto a la chimenea de piedra, a conversar un rato con el propietario. Terminó de tomarse la bebida y ya su padre estaba retrasado quince minutos. Como médico, siempre había sido muy puntual. Empezó a preocuparse.

Su ansiedad fue en aumento al ver que habían transcurrido cuarenta y cinco minutos y su padre no había llegado. Lo llamó varias veces a la casa y le dejó mensaje en el contestador automático. Llamó al servicio telefónico que él usaba. No había dejado ningún recado para ella, ni tampoco había tenido ninguna emergencia.

Sentía encogérsele el corazón de temor cuando arrancó el auto para dirigirse a casa de su padre, aproximadamente a media hora del restaurante. El Toyota estaba aún en el garaje. El periódico del domingo estaba en el césped.

Abrió la puerta con su llave y lo llamó a voces, dispuesta a decirle cuatro cosas por darle ese tremendo susto. La única respuesta fue el silencio. Voló escaleras arriba hasta el dormitorio, llamándolo.

Su padre no estaba acostado. La cama no estaba tendida. Corrió hacia el baño pero se detuvo, pasmada. En el piso, entre la cama y el baño, estaba su padre, bocabajo en el suelo, aún en pijama. Había muerto de un accidente cerebrovascular, un relámpago que fulminó en un instante su vida, dejando a su hija sumida en el más profundo estado de shock.

Para Georgina, saber qué tipo de accidente cerebrovascular sufrió su padre no significaba nada. Pero para los médicos, científicos y equipos de rehabilitación y tratamiento, el tipo de accidente cerebrovascular que ha sufrido el paciente constituye un dato vital para establecer el diagnóstico apropiado, así como la prognosis de los resultados. En el caso de la persona que sobrevive un accidente cerebrovascular con algunas discapacidades pero agradecida de estar viva, determinar el tipo de accidente cerebrovascular, así como su localización y severidad, puede significar una diferencia fundamental entre lograr resultados pocos satisfactorios o un gran éxito en el proceso de rehabilitación.

La Sequía Total: El Infarto

No, no es el título de una película. El infarto puede causar la muerte durante un accidente cerebrovascular. Es, sencillamente, un problema que deja sin vida a las neuronas y ocurre de la manera siguiente:

1. Se obstruye una arteria en el cerebro o en el cuello.

2. La sangre, portadora del oxígeno esencial para sostener la vida, no puede pasar por la vía circulatoria bloqueada.

3. Las células que quedan detrás del bloqueo no pueden recibir el oxígeno que necesitan y mueren—literalmente—a causa de la falta de irrigación sanguínea y oxigenación.

4. La función que controlaban esas células muertas cesa. Desaparece.

Debido a la configuración de las arterias en el cerebro, el área afectada por la "sequía" normalmente adopta la forma de una cuña. Piense en el sistema de irrigación que utiliza para mantener el césped de su casa. Si uno de los irrigadores no funciona bien, la hierba en el área circundante que este irrigaba morirá por falta de agua.

Al igual que en el caso de otros aspectos del accidente cerebrovascular, la localización tiene una importancia suprema. Tal vez en el caso del infarto no importe si fue pequeño o grande, porque el lugar donde ocurrió es el que decide el destino de la persona que lo sufre. Aun un pequeño infarto puede causar una discapacidad severa si ocurre en un área vital. Si el tejido cerebral muere en una de las áreas interiores del cerebro, puede causar parálisis de la mitad del cuerpo. Si ocurre en el lóbulo occipital, puede afectar la visión.

No obstante, el infarto es sólo una parte de la historia. También hay un comienzo—y los dos tipos de accidentes cerebrovasculares que pueden dar lugar a la "sequía".

El Bloqueo del Trombo

Se conoce como **trombosis** y es el accidente cerebrovascular más común. De hecho, un 40 por ciento de los accidentes cerebrovasculares ocurren a causa de un trombo. En este caso el flujo sanguíneo en el cerebro, sea en las áreas interiores o en la arteria carótida menos profunda del cuello, se bloquea debido a un coágulo que se forma en la arteria. La aterosclerosis es su mayor influencia. Detengámonos un instante a considerarlo. Sea a causa de los depósitos de colesterol o de la edad, las paredes interiores de las arterias van perdiendo flexibilidad; se forman en ellas depósitos de grasa y las vías circulatorias se estrechan hasta el punto de no permitir que la sangre fluya bien a través de ellas. La sangre forma un coágulo alrededor de estos depósitos al tratar de pasar por el lugar del bloqueo.

Irónicamente los coágulos normalmente constituyen una primera medida de seguridad que toma el cuerpo. El cuerpo ve los depósitos o endurecimientos de la arteria como una señal que llama a la batalla, como una necesidad de combatir la infección. Pensando que estos lugares necesitan reparación urgente, la sangre se coagula alrededor de los bloqueos. Las plaquetas envían sus finas fibras coagulantes. Los glóbulos rojos y blancos acuden a participar en la lucha. Pronto la coagulación cobra vida propia, actuando como una tela de araña que hala las plaquetas, los glóbulos rojos y blancos y hasta las partículas de colesterol que flotan en la sangre hacia su red. Se forma una escara que engrosa aún más la masa de colesterol y sangre.

¿El resultado? Un accidente cerebrovascular trombótico.

La Funesta Acción del Émbolo

Este tipo de accidente cerebrovascular también ocurre como consecuencia de un coágulo, pero estos coágulos, llamados émbolos, son los vendedores ambulantes que diseminan el problema, una masa de tejido, sangre y colesterol que tiene su origen en otro lugar de nuestro cuerpo, normalmente en el corazón o en la arteria carótida del cuello, y termina desplazándose hacia el cerebro. Aquí, cuando ocurre la acción de coagulación, se desprende un fragmento del coágulo. La sangre transporta el coágulo o **émbolo** al cerebro, donde las arterias son más estrechas. Pronto el coágulo se "traba" al no poder seguir desplazándose, bloqueando el vaso sanguíneo. La sangre no puede pasar más allá del émbolo.

Los accidentes cerebrovasculares embólicos, comúnmente llamados embolias, son menos frecuentes que los trombóticos. Ocurren en el 30 por ciento de los casos.

El tercer tipo de accidente cerebrovascular tiene menos que ver con la "sequía" del infarto y mucho que ver con la inundación de la hemorragia.

La Inundación del Derrame

Solamente de un 15 a un 20 por ciento de los accidentes cerebrovasculares son de índole hemorrágica, o sea, derrames cerebrales. No obstante, el derrame cerebral es el que más daño causa. La buena noticia es que los estudios han revelado que, si la persona sobrevive el derrame, puede lograr los resultados más alentadores con el transcurso del tiempo en su proceso de rehabilitación.

La hipertensión es lo que generalmente contribuye a causar el derrame cerebral al debilitar y cambiar las paredes de las arterias del cerebro. Con el tiempo ocurre una ruptura en las paredes arteriales debilitadas y la sangre se derrama dentro del cerebro. En algunos casos el problema es congénito y ha existido desde el momento del nacimiento. Lamentablemente la presión arterial elevada puede "estirar" las paredes arteriales, ya vulnerables, más allá de sus límites. De la misma manera que un neumático desgastado por el uso "explota" un día mientras usted se encuentra en la carretera, esta pared puede literalmente "reventar". Es lo que se conoce como ruptura de un **aneurisma**, el cual causa un derrame de sangre por toda la superficie del cerebro.

Las Pequeñas Lagunas

Estos accidentes cerebrovasculares son pequeños infartos. Menores de un centímetro cúbico en tamaño, ocurren donde las arterias mayores se ramifican para formar los minúsculos vasos sanguíneos o capilares en las áreas más profundas del interior del cerebro.

Al igual que sucede con todos los accidentes cerebrovasculares, la localización es de suprema importancia. Las lagunas pueden ser muy graves si ocurren en áreas críticas. Una sola pequeña laguna dentro del cerebro puede causar parálisis total en un lado del cuerpo. Por otra parte, pueden pasar inadvertidas hasta que su número crece y se pierde cada vez más tejido en el cerebro.

El accidente cerebrovascular causado por lagunas es más común en los pacientes que padecen de diabetes o hipertensión y ocurre en aproximadamente un 20 por ciento de los casos.

El Fluir de la Sangre

Hay dos tipos de accidentes cerebrovasculares hemorrágicos, o sea, causados por hemorragia. Uno de ellos se llama derrame subaracnoide y ocurre en el área que rodea el cerebro. El derrame ocurre al producirse la ruptura de un aneurisma o malformación arteriovenosa (de las arterias y venas). Es posible que el problema ocurra sin previo aviso, excepto un dolor de cabeza agudo y de extrema severidad.

El otro tipo de hemorragia cerebral se llama derrame intracerebral. Este tipo de accidente cerebrovascular normalmente ocurre en las regiones profundas del cerebro y sus síntomas varían según la función afectada. Estos accidentes cerebrovasculares ocurren con mayor frecuencia a causa de la hipertensión.

Estos son los distintos tipos de accidentes cerebrovasculares. Sus señales y síntomas varían según la localización, el tipo y la severidad del accidente.

Una vez que ocurre el accidente cerebrovascular, lidiamos con las consecuencias. Lo más importante es reconocer el indicador—el ataque isquémico transitorio—y procurarse atención médica inmediata para prevenir un accidente cerebrovascular más grave.

CAPÍTULO 4

Señales de Alarma

Sentía el brazo entumecido. No era normal.
No me cabe la menor duda de que, si no
llego a llamar a mi médico, hubiera tenido
un accidente cerebrovascular.
—Un contable de 52 años
que goza de excelente salud

El accidente cerebrovascular no es siempre un relámpago que nos fulmina en un instante sin previo aviso. Es posible reconocer—y, lo que es más importante, tratar—algunas señales de alarma antes que ocurra el problema en sí. Es necesario aprender a reconocer esas señales.

Hecho: Entre un 25 y un 50 por ciento de los pacientes que han sufrido un accidente cerebrovascular presentan un historial de ataques isquémicos transitorios.

Hecho: El paciente normalmente no presta ninguna atención a los síntomas de estos ataques isquémicos transitorios.

Hecho: Estos síntomas por lo general se desarrollan rápidamente y con frecuencia desaparecen en un plazo de quince minutos.

Hecho: Los ataques isquémicos transitorios afectan a personas más jóvenes, incluso de treinta y cuarenta años de edad.

Hecho: El 25 por ciento de las personas que sufren ataques isquémicos transitorios tendrán un accidente cerebrovascular en el transcurso de los próximos tres años a menos que reciban tratamiento.

Hecho: Solamente un pequeño porcentaje de la población está lo suficientemente bien informada acerca del accidente cerebrovascular para poder reconocer el problema cuando ocurre.

Todos estos hechos apuntan a una misma conclusión: si se reconocen y tratan a tiempo los ataques isquémicos transitorios, es posible prevenir que ocurra el accidente cerebrovascular más grave. Pero volvamos sobre esa frase crucial: "si se reconocen y tratan". Lamentablemente, diagnosticar un ataque isquémico transitorio no es fácil. Aunque procurarse ayuda y atención médica inmediata es de suma importancia, la mayoría de las personas que sufren un accidente cerebrovascular no acuden al médico hasta que han tenido los síntomas durante al menos trece horas.

Usted es quien debe dar el primer paso, entender cuándo su cuerpo le está enviando el mensaje de que está en peligro, y procurarse atención médica inmediata.

Para ayudarle a reconocerlos, a continuación presentamos una breve lección sobre los ataques isquémicos transitorios, las poderosas señales de alarma que pueden prevenir la tragedia antes que sobrevenga si les prestamos la debida atención.

Ataques Isquémicos Transitorios

Aunque el nombre suene algo complicado, su significado es bastante sencillo. Un *ataque isquémico transitorio* es una interrupción temporal del flujo de sangre a una parte del cerebro, la cual normalmente dura unos pocos minutos o unas cuantas horas.

El ataque isquémico transitorio puede producirse a causa de coágulos que se están desplazando, al igual que en el caso del accidente cerebrovascular más grave, o también puede ser causado por oclusión de las paredes arteriales. De hecho, la única diferencia entre un ataque isquémico transitorio y un accidente cerebrovascular es que el ataque isquémico transitorio es justamente eso: transitorio; es decir, temporal. Los coágulos o depósitos que bloquean las arterias se disuelven con el tiempo.

Síntomas del Ataque Isquémico Transitorio y del Accidente Cerebrovascular: Lista Abreviada

- Entumecimiento o debilidad repentina en el rostro, el brazo o la pierna, particularmente en un lado del cuerpo
- Confusión súbita, dificultad al hablar o comprender
- Dificultad repentina al caminar, mareos, pérdida del equilibrio o de la coordinación
- Dificultad repentina para ver de un ojo o de ambos
- Dolor de cabeza repentino sin causa conocida

Antes que el coágulo o depósito desaparezca, es posible que se manifiesten ciertos síntomas. Al igual que sucede en el accidente cerebrovascular, los síntomas del ataque isquémico transitorio también dependen del área del cerebro donde se haya interrumpido el flujo de sangre. Lamentablemente, puesto que esos síntomas desaparecen algunas veces en unos pocos minutos, generalmente se obvian. Lo que es más, porque son vagos o ligeros, a menudo hacemos caso omiso de ellos. Después de todo, ¿quién está dispuesto a creer que está sufriendo un accidente cerebrovascular?

Ahí, precisamente, está el peligro. Es cierto que los síntomas del ataque isquémico transitorio desaparecen, *pero los mecanismos que dieron lugar al mismo están aún ocultos y vigentes dentro de nuestro cuerpo.* La sangre está aún llena de colesterol. Las paredes de las arterias pueden seguir vulnerables. Es posible que se sigan formando coágulos.

Para que el ataque isquémico transitorio constituya una señal de alarma eficaz, *es esencial la intervención médica. Se trata de una emergencia.*

Punto.

Las medidas preventivas para la hipertensión, la diabetes y otros factores de riesgo que es posible controlar y de los cuales hemos hablado en los capítulos anteriores, se pueden tomar solamente si usted informa al médico los síntomas del ataque isquémico transitorio, por triviales que le parezcan.

Para poder reconocer esos síntomas, tenga en cuenta lo siguiente:

El entumecimiento, la debilidad o parálisis temporal de la mano, el brazo, la pierna o la cara en uno o en ambos lados del cuerpo. Estas son las señales de alarma más importantes. No sólo son las características más comunes del ataque isquémico transitorio, sino que pueden salvar su vida si usted informa al médico enseguida. Una observación importante: el entumecimiento o debilidad repentina de que hablamos no es lo mismo que la sensación de tener, por ejemplo, la pierna dormida. Llega rápidamente y cesa rápidamente.

Una Alianza Imprescindible

Solamente usted puede alertar a su médico con respecto a los síntomas que está experimentando. Igualmente, el médico debe hacerle las preguntas apropiadas para descubrir los síntomas que puedan indicar un ataque isquémico transitorio—u otro problema. Es vital que el médico sepa establecer el diagnóstico. No es tan importante saber que tenía la mano entumecida como cuánto tiempo duró esa sensación de entumecimiento. No es tan fundamental saber que se sintió mareado como saber en qué circunstancias experimentó esa molestia. Su médico sabrá establecer el diagnóstico apropiado y sabrá las preguntas que debe hacerle.

Vista repentinamente nublada, disminución o pérdida completa de la visión en un ojo o en ambos durante más de unos segundos. Perder repentinamente la visión en un ojo puede ser señal de un émbolo en la arteria principal del ojo, y la pérdida de la visión en ambos ojos puede ser resultado de un flujo de sangre inadecuado a los lóbulos occipitales.

Dificultades del habla y lenguaje. Puede implicar problemas al hablar o comprender la palabra hablada (**afasia**) o escrita (**alexia**). Hablar con la lengua enredada (**disartria**) es una señal de ataque isquémico transitorio vertebrobasilar, que ocurre en las arterias de la parte posterior del cerebro.

Falta de coordinación o equilibrio. En términos técnicos, este problema se llama **ataxia** y puede afectar los brazos o las piernas y causar, por ejemplo, dificultad para sostener un vaso en la mano o caminar. Es una señal de insuficiencia vertebrobasilar.

El Maravilloso Aporte de Hollenhorst

Tal vez el nombre no signifique nada para usted, pero Robert W. Hollenhorst fue el primer médico que vio el colesterol en el fondo del ojo. Al examinar el ojo, el médico puede detectar la presencia de un cristal de color amarillo brillante (que se ha desplazado desde la arteria carótida del cuello o desde el corazón) dentro de una pequeña arteria. Esta es una clara señal de que puede ocurrir un accidente cerebrovascular y requiere atención inmediata.

Vértigo. El mareo es uno de los síntomas más comunes del ataque isquémico transitorio vertebrobasilar que afecta la parte posterior del cerebro, donde residen las arterias vertebrales y basales. El setenta por ciento de las personas que experimentan este tipo de ataque isquémico transitorio sufren mareos. Pero el vértigo debe manifestarse en combinación con otros síntomas para constituir una señal de alarma. Por ejemplo, si el mareo no viene acompañado de entumecimiento, debilidad o problemas al hablar, rara vez indica un ataque isquémico transitorio.

Náuseas, vómitos o ambos. Por sí solos, estos síntomas son demasiado vagos para indicar un ataque isquémico transitorio. No obstante, si se manifiestan en combinación con el vértigo, problemas del habla o pérdida del equilibrio, podrían ser señal de un posible ataque.

El ataque isquémico transitorio es reversible. Prestar atención a sus señales de alarma puede ayudar mucho a prevenir un accidente cerebrovascular. Así y todo, algunas veces ese imposible que tanto tememos sí ocurre, a pesar de las mejores intenciones y los mejores cuidados.

A veces el accidente cerebrovascular ocurre sin que se pueda hacer nada para evitarlo. En la próxima sección veremos exactamente los síntomas que produce y, lo que es más importante, la forma en que podemos tratarlo.

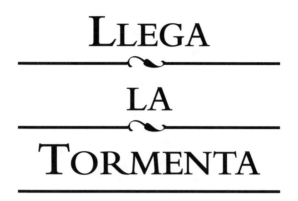

SEGUNDA PARTE

CAPÍTULO 5

Cuando Ocurre un Accidente Cerebrovascular

La peor parte fue la sensación de que estaba completamente solo. Sé que esto le sucede a mucha gente todos los días, pero eso no me daba a mí ningún consuelo. Yo sentía que mi caso era diferente a todos los demás, que nadie me podía comprender.
—Un paciente de 74 años que sufrió un accidente cerebrovascular

Algunos de los efectos más devastadores del accidente cerebrovascular ocurren después, cuando nos percatamos de la imposibilidad de hablar, la parálisis, la imposibilidad de realizar las rutinas normales de la vida. Los siguientes ejemplos ilustran algunos de los profundos efectos que deja tras de sí el accidente cerebrovascular:

- La terapeuta del habla que trata a Juana Rosa le pregunta si desea salir pronto del hospital. Juana Rosa responde: "Segu yo gosal pirado". Entre la jeringoza carente de sentido, la terapeuta puede discernir algo de sentido—y una esperanza. Pero aún le tomará tiempo recuperar su capacidad para comunicarse.

- Mauricio deseaba fervientemente mover el brazo izquierdo. Lo deseaba con toda su alma. Estaba decidido a moverlo y nada lo podría impedir. Y, seguramente, si sólo fuese una cuestión de voluntad, la voluntad más férrea, hubiese podido moverlo cien veces. Pero a pesar de su más ferviente deseo, a pesar de que el terapeuta ocupacional le pedía que lo intentara, y lo intentara, y lo intentara, no podía. Sencillamente, no podía. Su brazo izquierdo era como un peso muerto. Estaba paralizado.

- Cristina ya no soportaba el tubo de alimentación. En su mente se veía sentada a la mesa del comedor con su familia. Comía, bebía y reía. Estaba en un lugar donde tragar era lo más natural del mundo, igual que respirar y parpadear. Pero el accidente cerebrovascular cambió todo eso y ahora tenía que volver a enseñar a su cuerpo a funcionar. Literalmente.

- José Antonio se sentía deprimido. Sabía reconocer las señales—la desesperanza, el agotamiento, la falta de apetito, no poder dormir. Pero ninguno de estos síntomas le importaba. En realidad, nada le importaba. Al igual que el 30 a 50 por ciento de las personas que sufren un accidente cerebrovascular, José Antonio estaba experimentando uno de los síntomas que este deja tras de sí: la depresión. A menos que recibiera tratamiento, la depresión afectaría su rehabilitación. Afectaría negativamente su motivación y obstaculizaría su progreso.

Aunque cada uno de nosotros sea único y diferente como individuo, aunque seamos tan distintos e individuales como nuestros recuerdos, nuestras percepciones y sentimientos, cuando somos víctimas de un accidente cerebrovascular muchos de los síntomas que experimentamos son "universales". La parálisis, la depresión, la imposibilidad de comunicarnos . . . Como ilustran los ejemplos anteriores, el daño que causa el accidente cerebrovascular crea síntomas comunes a todos los casos.

El daño depende del lugar donde haya ocurrido el accidente. No es solamente cuestión de cuándo y cómo. Los síntomas que manifiesta la víctima de este problema son más bien una cuestión de *dónde* ocurre el accidente cerebrovascular.

Nuestra Particular Forma de Hablar

La función del habla con frecuencia se afecta cuando ocurre un accidente cerebrovascular y el grado de dificultad resultante a menudo depende de la forma en que están distribuidas las destrezas de la comunicación entre el hemisferio izquierdo y el hemisferio derecho del cerebro.

Por regla general, si usted es derecho, es decir, si usa preferentemente la mano derecha, la mayoría de sus destrezas lingüísticas están en el lado izquierdo de su cerebro. Si es zurdo, existe un 50 por ciento de probabilidades de que sus habilidades lingüísticas residan mayormente en el hemisferio derecho.

Localización del Accidente Cerebrovascular

Como hemos visto, el tipo de accidente cerebrovascular que sufre una persona es un elemento fundamental en cuanto al grado de severidad y los síntomas que el mismo puede provocar.

El lugar donde ocurre el accidente es el otro elemento crucial.

Es un hecho comprobado: la mayoría de los accidentes cerebrovasculares ocurren solamente en un lado o hemisferio del cerebro. Los síntomas se manifiestan solamente en un lado del cuerpo, el lado *opuesto* al hemisferio afectado. Ello significa que cuando el accidente cerebrovascular ocurre en el hemisferio derecho del cerebro, el mismo afectará el lado izquierdo del cuerpo. Si ocurre en el hemisferio izquierdo, afectará el lado derecho del cuerpo.

El Más Común de los Síntomas

El síntoma más común del accidente cerebrovascular es la parálisis de un lado del cuerpo. Este fenómeno puede ser total o parcial y afectar, por ejemplo, los movimientos más sutiles de las manos y los pies, o provocar una sensación de entumecimiento o parálisis en toda la pierna, o en todo el brazo. Además, no es raro que la parálisis de la mano o el pie sea total, pero la persona pueda mover el hombro o la cadera.

Otros Síntomas

El entumecimiento y la parálisis son solamente una parte del problema. Cada hemisferio controla también distintos procesos del pensamiento, las funciones del habla y el manejo de la información. El accidente cerebrovascular en el hemisferio derecho puede afectar, por ejemplo, la memoria, el tiempo durante el cual la persona es capaz de enfocar su atención y el control de los impulsos. El accidente cerebrovascular al lado izquierdo del cerebro puede afectar las destrezas del lenguaje y la cognición, es decir—literalmente—la capacidad para conocer la realidad.

No obstante, no todos los accidentes cerebrovasculares ocurren en el hemisferio derecho o izquierdo del cerebro. Al igual que sucede con todo en la vida, hay excepciones a la regla. Aunque menos comunes que el accidente cerebrovascular en el hemisferio derecho o izquierdo, algunos accidentes cerebrovasculares ocurren en el tallo encefálico o en el cerebelo. En este caso pueden afectar el movimiento, el equilibrio y las funciones básicas del cuerpo como tragar y respirar.

Por supuesto que normalmente no todos los síntomas se manifiestan en todas las personas que sufren un accidente cerebrovascular, ni tampoco son los mismos para todas las personas. Sin embargo, cuando el accidente cerebrovascular afecta un área específica, hay suficientes similitudes, y determinar el lugar exacto donde ha ocurrido el problema es de gran ayuda para establecer el diagnóstico y, en última instancia, predecir el resultado de la rehabilitación. En los próximos capítulos presentamos brevemente los síntomas más comunes que caracterizan el accidente cerebrovascular en el hemisferio derecho, en el hemisferio izquierdo, en el tallo encefálico y en el cerebelo.

CAPÍTULO 6

Accidente Cerebrovascular en el Hemisferio Derecho

Eran todas esas pequeñas cosas. No sucedían siempre, pero cuando sucedían, me era muy difícil lidiar con ellas. Repentinamente le daba por llorar o hablar sin descanso.
O, de pronto, no me reconocía. Aunque sólo era por un instante, eso era lo más difícil.
Que ni siquiera me viera.
—El esposo de una paciente de 62 años que sufrió un accidente cerebrovascular

Cuando Eduardo despertó, estaba en el hospital. Tenía puesta una máscara de oxígeno. Tenía un tubo con un líquido entrándole por el brazo. Estaba desorientado. Comenzó a mover la cabeza violentamente de un lado a otro. Intentó mover el brazo izquierdo. No podía. La enfermera vino.

Quería decirle "ayúdeme", pero no tenía fuerza. La enfermera trató de calmarlo y Eduardo se volvió a dormir. Más tarde recordaría el patio de su casa justo antes. El domingo había estado soleado. La brisa agitaba los árboles y del radio emanaba la cadencia del jazz, que iba filtrándose por la ventana de la cocina. La música llegaba suavemente a sus oídos mientras asaba la carne en la parrilla cuando le empezó aquel dolor de cabeza. No pudo sostener la espátula en la mano y cayó inconsciente sobre el césped.

Había sufrido un accidente cerebrovascular. Después de hacerle una serie de pruebas en el hospital los médicos pudieron darle un diagnóstico más específico: el accidente cerebrovascular era consecuencia de un trombo en la arteria cerebral media derecha. El daño había ocurrido en los lóbulos temporales y frontales derechos y en el interior de la región del tálamo.

Eduardo había tenido un accidente cerebrovascular en el hemisferio derecho, el cual presenta su propio cuadro sintomático y sus propias características que, con el tiempo, pueden mejorar o convertirse en parte integral de la vida.

Características del Accidente Cerebrovascular en el Hemisferio Derecho

Como hemos visto, el hemisferio derecho y el hemisferio izquierdo del cerebro controlan distintas funciones. Pero no son dos mitades perfectamente separadas. Trabajan en forma concertada: uno añade dimensiones al otro y el efecto de ambos se combina en cada aspecto de nuestra personalidad, desde pensar hasta hablar, desde actuar hasta percibir.

Dependiendo de la función específica, un lado domina sobre el otro.

El hemisferio derecho es el que más control ejerce sobre la organización de los estímulos visuales, la percepción y la atención. Añade significado y sustancia a lo que vemos.

El hemisferio derecho también es el responsable de la comunicación no verbal, los dichos, refranes y jergas, la inflexión, el estilo y los gestos que utilizamos al conversar con otras personas.

Igualmente, el hemisferio derecho participa en la capacidad de percibir el espacio, entender quiénes somos, lo que miramos y hacemos, y el motivo por el cual los objetos están en el lugar que ocupan.

Todas estas funciones se ven afectadas cuando el accidente cerebrovascular ocurre en el hemisferio derecho del cerebro. Tomando a Eduardo como modelo o prototipo, veamos los síntomas más comunes que causa el accidente cerebrovascular en el hemisferio derecho.

Síntoma No. 1: Parálisis o Debilidad en el Lado Opuesto o Izquierdo del Cuerpo

Cuando la familia de Eduardo oyó por primera vez la palabra **hemiparesia**, nadie entendió su significado. Pronto se enteraron de que significaba debilidad, y que, junto con la **hemiplejía** o parálisis, era el síntoma más común del accidente cerebrovascular.

Lista de Síntomas Causados por el Accidente Cerebrovascular en el hemisferio Derecho

- Entumecimiento o debilidad en el lado izquierdo del cuerpo
- Dificultad para realizar las rutinas y tareas diarias
- Dificultades en la percepción
- Negligencia del lado izquierdo
- Discapacidad de la memoria visual
- Hablar en exceso
- Tiempo de atención muy breve
- Incapacidad para ejercer el buen juicio
- Desorientación en cuanto al tiempo
- Pérdida del campo visual izquierdo
- Discapacidad del pensamiento abstracto
- Altibajos emocionales extremos
- Letargo
- Impulsividad

Puesto que en el caso de Eduardo el accidente ocurrió en el hemisferio derecho, la debilidad se manifestó en el lado izquierdo del cuerpo. No podía mover bien la mano izquierda, le era muy difícil sostener un utensilio o amarrarse los cordones de los zapatos. Al principio, tampoco le era fácil caminar.

Gradualmente, gracias a la rehabilitación, Eduardo fue recuperando alguna fuerza, pero, al mismo tiempo, los músculos se volvieron espásticos. Mientras un grupo muscular en el brazo izquierdo mejoraba en tonicidad y fuerza, otro seguía muy débil. El desequilibrio causó que se cerrara el puño y el brazo permaneciera rígidamente flexionado hacia el pecho. Hasta la pierna se le encogía cuando estaba acostado. Por fortuna la espasticidad mejoró con los medicamentos y el uso de férulas.

Síntoma No. 2:
Problemas de la Percepción Visual y Espacial

Vestirse era una empresa titánica para Eduardo, y no sólo debido a su debilidad. Sabía que la camisa no estaba bien puesta, pero no lograba darse cuenta que estaba al revés. No entendía para qué se usan los botones ni dónde se ponían los calcetines. Llamamos a esto apraxia, un defecto en la orientación visual y motora que se produce como consecuencia del daño al lóbulo parietal derecho.

Además de vestirse, es necesario bañarse, comer, hacer las compras, cepillarse los dientes . . . Todas estas actividades de la vida diaria que damos por sentadas sin dedicarles un solo pensamiento pueden convertirse en retos monumentales para las personas que sufren un accidente cerebrovascular. Puesto que el cerebro rige nuestra capacidad para reconocer los estímulos visuales y espaciales, es lógico que experimentemos dificultad al realizar las tareas que nos exigen dilucidar las relaciones entre distintos objetos y acciones.

Por este motivo a Eduardo y a otras personas como él les es difícil reconocer el camino para llegar al baño, el orden en que se debe comer la cena, o los símbolos que aparecen en un mapa. También les es difícil copiar o dibujar algo, porque no pueden plasmar la forma de un objeto en el papel.

Para complicar más su estado de confusión, Eduardo también perdió temporalmente su campo visual izquierdo (**hemianopsia**). Como no podía ver la camisa arrugada sobre la silla en el lado izquierdo de la habitación sin girar la cabeza, sencillamente pensaba que no tenía una sola camisa que ponerse.

Síntoma No. 3: Negligencia y Negación

La negligencia puede significar muchas cosas: puede significar una incapacidad para enfocar la atención en la realidad externa, o puede significar falta de capacidad para prestar atención. En un caso extremo, puede significar que uno mismo es incapaz de reconocer que ha tenido un accidente cerebrovascular.

En 1981 el Dr. M. Mesulam aisló en el cerebro la red que controla la capacidad de prestar atención. Su conclusión fue que la pequeña formación reticular que encontramos en lo más profundo del tallo encefálico es la responsable de regular la excitación y nuestra capacidad para permanecer despiertos. Los lóbulos parietales procesan los estímulos sensoriales y los lóbulos frontales ayudan a coordinar nuestras actividades. El sistema límbico es el que proporciona el deseo y la motivación que necesitamos para participar en la interacción con el medio ambiente que nos rodea.

Cualquier perturbación en una de estas áreas del cerebro causaría problemas de atención, los cuales, a su vez, podrían causar negligencia. Y puesto que el hemisferio derecho contiene las neuronas que hacen funcionar toda la red que regula nuestra capacidad de prestar atención, es lógico que un accidente cerebrovascular en el hemisferio derecho nos impida ejercer esa capacidad.

Directo del Griego

La negligencia causada por el accidente cerebrovascular en el hemisferio derecho puede adoptar una forma extrema. Cuando el paciente niega sus síntomas o el mismo accidente cerebrovascular que ha sufrido, sufre de **anosognosia**.

En algunos casos la negación puede ir un paso más allá y el paciente puede atribuir la pierna o el brazo paralizado a otra persona—un miembro de su familia, asesor de rehabilitación o a alguien a quien sencillamente "no conoce". Esto se llama **somatofrenia**.

Si la negligencia da lugar a una actitud de desprecio y odio hacia la extremidad o lado del cuerpo paralizado, el problema recibe el nombre de **misoplejia**, un caso muy, muy raro.

Por consiguiente, aunque puedan parecer muy extrañas, las reacciones de Eduardo son típicas en estos casos. Eduardo solamente se rasuraba el lado derecho de la cara y comía solamente la comida del lado derecho del plato. No se daba cuenta si alguien se le acercaba por el lado izquierdo. Hemos visto a otros pacientes que dibujan solamente la mitad de una figura al copiarla. En otros, la negligencia les impide pronunciar la sílaba izquierda de las palabras y dicen, por ejemplo, "bol" en lugar de "béisbol" o "árbol".

La negligencia constituye uno de los principales problemas en los accidentes cerebrovasculares en el hemisferio derecho y resulta difícil de comprender para los familiares. Negar el lado izquierdo del cuerpo, negarse a creer que el brazo está paralizado o aun que ese es el propio brazo, son todos problemas que pueden retrasar mucho el progreso. Después de todo, si uno no puede reconocer que tiene un problema, será difícil lidiar con él para resolverlo.

Pero hay una buena noticia. Hemos visto a muchos pacientes progresar considerablemente meses después de su accidente cerebrovascular, cuando la negligencia desaparece total y espontáneamente.

Prueba para Evaluar la Negligencia

Es importante entender que la negligencia del lado izquierdo del cuerpo es *independiente* de otros síntomas causados por el accidente cerebrovascular en el hemisferio derecho. Es posible que no tenga nada que ver con otros déficits visuales, sensoriales o de procesamiento de información. No obstante, reconocer la negligencia y saber si existe independientemente o en combinación con otros síntomas es un factor fundamental para el éxito de la rehabilitación.

¿Cómo determina el terapeuta de rehabilitación qué constituye negligencia y qué no constituye negligencia? Las siguientes son pruebas sencillas que se administran en estos casos:

- Se pide al paciente que dibuje la esfera del reloj, incluyendo los números correspondientes a las horas, o una margarita con todos sus pétalos. Si la persona sufre de negligencia es probable que omita completamente el lado izquierdo del reloj o de la flor.

- Se pide al paciente que haga un círculo alrededor de todas las letras "A" que encuentre en un papel. Si los síntomas incluyen negligencia, es posible que no reconozca las letras "A" situadas en el lado izquierdo del papel.

- El terapeuta se sitúa detrás del paciente y hace un chasquido con los dedos, primero en el lado izquierdo, después en el derecho, y seguidamente en ambos lados a la vez. De esta forma puede determinar si la negligencia afecta también la percepción de los estímulos auditivos.

- Cuando el terapeuta mueve los dedos dentro del campo visual izquierdo del paciente y después en el derecho, puede determinar si la negligencia se manifiesta en combinación con algún déficit del campo visual.

Síntoma No. 4: Problemas de la Memoria Visual

Cuando el accidente cerebrovascular ocurre en el tálamo o en el lóbulo temporal derecho, es posible que se afecte la memoria visual. ¿Qué significa esto? Muy sencillo: en el caso de Eduardo, al leer el periódico en la mañana mientras bebía su café, olvidaba unos segundos después lo que había leído. También olvidaba los objetos que tenía en su habitación, la forma en que estaba decorada y el cuadro del salón principal. Durante las primeras etapas de su recuperación era incluso incapaz de recordar su propia imagen en el espejo. Esta extrema incapacidad para reconocer el propio rostro o el de un ser querido se llama prosopagnosia y se manifiesta en los pacientes que han sufrido un accidente cerebrovascular en las regiones occipitales y temporales de ambas mitades del cerebro. Estas personas sólo podrán reconocer a alguien por el sonido de su voz.

Síntoma No. 5: Afasia o Deficiencias en el Lenguaje

Aunque el hemisferio izquierdo controla la mayoría de nuestras destrezas lingüísticas básicas, desde el vocabulario hasta la pronunciación, el hemisferio derecho es el que añade gracia y color al lenguaje. Los estudios han demostrado que, para poder restaurar las destrezas lingüísticas, los equipos de rehabilitación deben incluir programas no verbales orientados a capacitar de nuevo el hemisferio derecho. Los pacientes que han sufrido un accidente cerebrovascular en este hemisferio pueden perder la inflexión; es decir, la capacidad de dar entonación a las palabras. Es posible que tampoco puedan percibir la inflexión, la emoción o el significado en lo que les dice otra persona. En términos científicos, la **prosodia** es la gracia y singularidad que caracteriza lo que decimos para indicar una pregunta o exclamación. La **aprosodia** es la pérdida de esta capacidad como resultado de un accidente cerebrovascular en el hemisferio derecho.

En el caso de Eduardo las cosas fueron algo distintas: perdió la habilidad de usar las manos y el rostro para expresar las emociones al hablar. No obstante, podía comprender los gestos y expresiones de otros, y esta es una buena noticia.

Existe otro síntoma relacionado con el lenguaje, uno que, comprensiblemente, puede resultar muy difícil de manejar para un ser querido: el hablar demasiado. Eduardo hablaba sin cesar durante las comidas. En cuanto alguien dejaba de hablar, aprovechaba y su charla no se detenía.

Síntoma No. 6: Falta de Buen Juicio

Es lógico. La discapacidad sensorial, la pérdida de la memoria, la negligencia, la falta de capacidad para prestar atención . . . Todos estos síntomas del accidente cerebrovascular pueden culminar en otros como la desorientación, la discapacidad del pensamiento abstracto y, en última instancia, la falta de buen juicio. La incapacidad para juzgar y descifrar el significado de los distintos eventos y situaciones es particularmente peligrosa, puesto que, en muchas ocasiones, se manifiesta cuando es necesario poner en práctica medidas de seguridad.

Salir de la casa en bata y pantuflas, o guiar el auto sin licencia, lentes o sentido de la dirección; no poder reconocer la diferencia entre el detergente de lavar los platos y la sal al preparar el almuerzo, son todas situaciones que pueden poner en peligro la salud del paciente.

Antes que Eduardo pudiese salir del hospital, su familia tuvo que recibir asesoría sobre sus necesidades en cuanto a la seguridad física. Era necesario tomar medidas para que la casa fuera segura. Y era necesario que Eduardo estuviese acompañado las veinticuatro horas del día.

Síntoma No. 7: Problemas Emocionales

La familia de Eduardo no podía seguirlo. Iba de la risa al llanto en cuestión de segundos. Los altibajos emocionales extremos son comunes en el accidente cerebrovascular en el hemisferio derecho, pero el desequilibrio de los estados de ánimo se puede tratar con medicamentos, paciencia, comprensión . . . y tiempo.

Estos son, en breve, los síntomas del accidente cerebrovascular en el hemisferio derecho. Pero derecho es derecho, e izquierdo es izquierdo. Hay una diferencia. Veamos seguidamente los síntomas del accidente cerebrovascular en el hemisferio izquierdo.

CAPÍTULO 7

Accidente Cerebrovascular en el Hemisferio Izquierdo

Yo no sé qué fue peor, si el accidente cere-
brovascular en sí, o el hecho de que ni
siquiera me importaba lo que sucediera.
Estaba tan deprimido que nada,
nada en el mundo, me importaba.
—Un veterinario de 79 años a quien
el accidente cerebrovascular le afectó
el hemisferio izquierdo

María Elisa estaba revisando la correspondencia en su escritorio cuando sintió que se le había entumecido la mano derecha. No era nada grave; era lo mismo que le había ocurrido ya varias veces en los últimos días. Se frotó un poco la mano y no pensó más en eso.

Pronto su mente comenzó a vagar. Se sentía como ida del mundo . . . fuera de foco. Miró por la ventana de la oficina hacia los ventanales que quedaban enfrente. Observó a la gente que caminaba por el corredor, hombres que avanzaban, sin llevar saco, las corbatas ondeando un poco en el aire mientras se movían de una oficina a otra. Casi sentía el toc-toc-toc de los tacos altos de las muchachas golpeando el piso. Parecían miniaturas, figuras mecánicas como las de una cajita de música. "Como una caja de música", pensó María Elisa, antes de sentir que le faltaba el aire, antes que el dolor de cabeza la dejara sin poder ver nada, antes de caer inconsciente al suelo, dejando en desorden sobre el escritorio la correspondencia que acababa de clasificar.

Había sufrido lo que los médicos llaman un infarto cerebral, o un accidente cerebrovascular completo. Según el médico, ya había tenido una serie de ataques isquémicos transitorios, una serie de señales de alarma: el entumecimiento, el sentirse "ida", las dificultades al hablar. Lamentablemente, no les había prestado atención.

A los sesenta y cinco años María Elisa era una mujer robusta y llena de vida. Había trabajado como asesora financiera privada de una empresa bancaria internacional. Hablaba cinco idiomas y para ella las más complejas proyecciones financieras eran coser y cantar. Era una experta en materia de números.

Por fortuna María Elisa sobrevivió el accidente cerebrovascular, pero la suerte le falló en cuanto a la localización del mismo: el ataque se concentró en la arteria cerebral media del hemisferio izquierdo, lo cual significa que sus funciones ejecutivas, su capacidad de organizar, enfocar la atención y planificar estaban afectadas. Igualmente se afectaron su competencia en las matemáticas y en el lenguaje.

Características del Hemisferio Izquierdo

No todo era negro, sin embargo. El equipo de rehabilitación confiaba en que María Elisa mejoraría, pues muchas de las neuronas dañadas volverían a activarse y la red neuronal podría encontrar otra ruta para implementar las mismas funciones. Con la ayuda del programa de capacitación del hospital, los médicos de María Elisa opinaban que, con el tiempo, podría llevar una vida plena, aunque diferente. Y vida es vida.

No era una cuestión de optimismo ciego. El equipo de rehabilitación contaba con vasta experiencia y estaba bien capacitado
para tratar el accidente cerebrovascular. Los profesionales que la
atendían conocían bien los efectos de este problema en el hemisferio izquierdo y habían tratado con éxito a muchos pacientes como
María Elisa. De hecho, los síntomas de María Elisa son comunes
cuando el accidente cerebrovascular afecta el hemisferio izquierdo
del cerebro.

Como vimos ya en el Capítulo 1, el hemisferio izquierdo controla nuestras destrezas lingüísticas, nuestra comunicación verbal y
el uso del pensamiento lógico y racional.

También es cierto, como también hemos visto, que el hemisferio izquierdo funciona en forma coordinada con el derecho, y que
el lenguaje y la comprensión obedecen a ambos. Pero aquí, en el
hemisferio izquierdo, las perturbaciones del lenguaje se manifiestan
en formas diferentes: es posible que no se entiendan las palabras o
no se puedan articular físicamente.

También la depresión es más común en el caso del accidente
cerebrovascular en el hemisferio izquierdo que cuando el problema
afecta al derecho, presuntamente el lado más emocional. Utilizando
a María Elisa como modelo prototípico, veamos estos y otros síntomas que son únicos cuando el daño afecta al hemisferio izquierdo, los "rezagos" del accidente cerebrovascular.

Síntoma No. 1:
Parálisis o Debilidad en el Lado Derecho del Cuerpo

Una de las primeras cosas que observó María Elisa al recobrar el
conocimiento fue que no podía mover el brazo derecho. Lo sentía
como un peso muerto, un objeto totalmente ajeno a ella. La pierna derecha también estaba muy débil. Podía levantarla un poco, a
unos cuantos centímetros de la cama, pero hacer ese pequeño

movimiento agotaba casi toda su energía. El lado derecho del rostro también estaba paralizado.

Como vimos en el caso del accidente cerebrovascular en el hemisferio derecho, la parálisis o debilidad del lado opuesto del cuerpo es un síntoma común, que puede mejorar con el tiempo y con una rehabilitación apropiada. En unas cuatro semanas María Elisa ya podía levantar la pierna derecha de la cama. Hasta caminaba en las barras paralelas durante las sesiones de fisioterapia.

Aunque María Elisa no presentó este problema, otros pacientes podrían experimentar pérdida del campo visual en el lado derecho. Al igual que sucede en el caso del accidente cerebrovascular al lado derecho, la persona no ve nada en el lado opuesto.

También es posible que el paciente confunda la derecha y la izquierda, aunque no experimente pérdida del campo visual. Es común que se ponga el zapato derecho en el pie izquierdo y la terapia puede resultar muy confusa si el paciente no sabe cuál lado es cuál.

Síntoma No. 2: Dificultades del Lenguaje

Al igual que sucede en el caso del accidente cerebrovascular en el hemisferio derecho, pueden presentarse discapacidades lingüísticas cuando el mismo ocurre en el hemisferio izquierdo. Pero en vez de afectar el colorido, la gracia y la inflexión del lenguaje, el problema afectará mucho más profundamente el acto de hablar.

María Elisa no era capaz de expresarse. Si deseaba un vaso de agua, articulaba algo como "¿Pu diz say estoy?" Algunas veces se encontraba con que no podía articular ni una sola palabra y apuntaba al vaso en lugar de hablar. Pero en cuestión de unos días, ya podía comunicarse con la terapeuta del habla utilizando frases de dos o tres palabras combinadas con gestos.

Lista de Síntomas Causados por el Accidente Cerebrovascular en el Hemisferio Izquierdo

- Entumecimiento o debilidad en el lado derecho del cuerpo
- Pérdida parcial o completa del habla o la comprensión del lenguaje
- Discapacidad del proceso del pensamiento que incluye menos capacidad para resolver problemas, falta de capacidad para ejercer el buen juicio e incapacidad para ver los errores cometidos
- Confusión de la derecha y la izquierda
- Falta de intuición
- Pérdida del campo visual en el lado derecho
- Discapacidad de la memoria
- Lentitud
- Depresión

A María Elisa le tomaría tiempo poder formar de nuevo oraciones completas, y aún más tiempo poder leer o escribir con claridad.

Las dificultades lingüísticas o **afasia** pueden adoptar otras formas. De hecho, en Estados Unidos, por ejemplo, aproximadamente 85.000 norteamericanos afectados por un accidente cerebrovascular cada año sufren de afasia. María Elisa tenía afasia no fluida (también llamada afasia no fluente) y era capaz de enunciar solamente unas cuantas palabras. Otras personas manifiestan la afasia fluida (también conocida como afasia fluente) y tienen a su disposición muchas palabras que pueden utilizar para formar frases pero en forma confusa. Uno de nuestros pacientes decía "curacha" en lugar de "cuchara" y "grasos" en lugar de "gracias".

Otros pacientes:

Repiten frases una y otra vez. Un antiguo paciente nuestro solía decir "hola, hola, hola, hola" en cualquier momento y lugar, independientemente de la situación. Cuando la enfermera entraba a cambiar la cama, decía "hola, hola, hola, hola". Cuando la visita se levantaba de la silla para despedirse decía "hola, hola, hola, hola", y cuando regresó al hogar repetía todo el tiempo esta frase—en el supermercado, en la calle, durante la cena.

Oyen algo diferente a lo que dice el interlocutor. Otro paciente pronunciaba bien las palabras, pero no entendía casi nada de lo que le decíamos. Para él, nuestras conversaciones eran una serie de sonidos incomprensibles, una especie de idioma extranjero que completamente escapaba a su comprensión. En lugar de oír "buenos días, Sr. López, ¿cómo está?", oía algo totalmente distinto, que nunca logramos determinar.

Sufren de la afasia de Broca (no fluida). Al igual que María Elisa, estos pacientes experimentan dificultades al hablar. Su conversación es lenta, les cuesta mucho esfuerzo articular las palabras y no utilizan correctamente la gramática. Al principio no serán capaces de leer o escribir más de unas pocas palabras.

Experimentan dificultad al seleccionar las palabras. Uno de nuestros pacientes, una señora de edad madura, no tenía dificultades al hablar y comprendía bien lo que le decían, pero, enfrentada con un libro, revista o periódico, se confundía si no le daban instrucciones precisas. Leía una oración o dos y después se quedaba en blanco. Ciertas palabras y frases le resultaban irreconocibles. La terapeuta le hizo una lista de estas palabras y frases problemáticas, que incluían algunas tan sencillas como "manzana", "listo para imprimir", "tráfico" y "es decir".

Hablan cantando. Varios de nuestros pacientes habían perdido la capacidad de hablar pero, sin embargo, eran capaces de cantar muy bien algunas canciones tradicionales o aprendidas en la infancia que habían quedado grabadas en su mente como "Cumpleaños feliz" o "La pájara pinta". En el caso de estos pacientes la terapeuta agregaba una melodía a frases cortas. Gradualmente, los pacientes

El Nudo de la Corbata: Una Observación

La observación que transcribimos a continuación es de un señor que sufrió un accidente cerebrovascular. Durante cuarenta años, este señor se había hecho el nudo de la corbata todos los días. Dos meses después del ataque, lo intentó de nuevo. Después de diez intentos, al fin lo pudo lograr:

> *En condiciones normales los numerosos, pequeños y delicados movimientos necesarios se habían coordinado siempre en la secuencia apropiada casi automáticamente, y hacer el nudo de la corbata era algo que, una vez comenzado el proceso, fluía solo, sin mucha atención consciente. Subjetivamente el paciente sentía que debía detenerse porque "los dedos no sabían cuál era el próximo movimiento". Tenía la misma sensación que experimentamos cuando estamos recitando un poema o cantando una canción y de pronto nos quedamos en blanco. La única forma de salir del atolladero era comenzar por el principio. El paciente sentía que la demora en la sucesión de los movimientos (debida a la paresia y a la espasticidad) interrumpía una cadena de movimientos más o menos automáticos. Dirigir conscientemente la atención a los movimientos de los dedos no mejoró el desempeño; por el contrario, casi lo imposibilitó.*

> *Tomado de "Observaciones Propias y Consideraciones Neuroanatómicas Después de un Accidente Cerebrovascular", de A. Brodal, Brain 96 (1973). Impreso con autorización de Oxford University Press.[1]*

pudieron desarrollar la habilidad de "cantar" lo que deseaban pedir. Cantaban para pedir que les permitieran llamar por teléfono, ver a un amigo o ir al baño. Llamamos a esta técnica "entonación melódica".

Muestran síntomas de la afasia de Wernicke (afasia fluida o fluente). A diferencia de los afásicos que manifiestan la afasia de Broca, los pacientes que tienen afasia de Wernicke son capaces

---

[1] El título en inglés es "Self-Observations and Neuro-Anatomical Considerations After a Stroke."

de producir multitud de palabras, pero no son capaces de comunicarse en forma eficaz. Su capacidad para comprender el lenguaje queda afectada y usan palabras inapropiadas o inventan nuevas palabras dentro de una oración normal. Es posible que ni siquiera comprendan bien lo que ellos mismos están pensando. Esta pérdida del lenguaje se ve frecuentemente en el caso del paciente que no presenta entumecimiento ni parálisis de las extremidades.

Síntoma No. 3: Depresión y Ansiedad

Hecho: Una serie de estudios ha revelado que hasta un 27 por ciento de los pacientes que han sufrido un accidente cerebrovascular muestran síntomas de depresión grave después del primer ataque.

Hecho: Otro 15 a 40 por ciento experimenta síntomas de depresión dentro de un período de dos meses después de sufrir el accidente cerebrovascular.

Hecho: La depresión puede ocurrir en hasta un 70 por ciento de los pacientes que han sufrido daño cerebral en el lóbulo frontal izquierdo, pero el porcentaje es menor en aquellos pacientes que han sufrido un accidente cerebrovascular en el hemisferio derecho con el mismo diagnóstico.

Hecho: Los medicamentos antidepresivos son eficaces para tratar la depresión y mejoran significativamente los resultados de la rehabilitación.

La depresión posterior al accidente cerebrovascular puede manifestarse como resultado de una pérdida de las sustancias químicas normales en el cerebro a causa del daño cerebral. También puede ser una reacción a la pérdida de las capacidades funcionales.

La depresión se caracteriza por:

- una tristeza o congoja persistente

- fluctuaciones del apetito

- pérdida del interés en las actividades normales

- irritabilidad

- llanto excesivo

- rumiar las cosas

- dormir demasiado o muy poco

- aislamiento

- incapacidad para concentrarse

- pérdida de la autoestima

- pensamientos de desvalidez y desesperanza

- ideas suicidas

En el caso del accidente cerebrovascular los impedimentos y discapacidades, las dificultades del habla y otras características devastadoras del ataque complican la situación, agudizando y empeorando la depresión de origen biológico creada por el accidente cerebrovascular en sí. Vemos a pacientes que se niegan a cooperar en el proceso. Se aíslan y repliegan en sí mismos y fácilmente se frustran. Su rehabilitación progresa mucho más lentamente y hasta empeoran.

Cuando María Elisa se deprimió, el equipo de rehabilitación notó inmediatamente el cambio en su estado de ánimo, su irritabilidad. El médico recetó un medicamento para contrarrestar estos síntomas y, con el tiempo, la depresión desapareció.

Síntoma No. 4: Dificultades Aritméticas

Algunos de nosotros siempre hemos tenido una especie de "bloqueo mental" para las matemáticas. Pero no era el caso de María Elisa. Recordemos que se ganaba la vida haciendo que las cifras cobraran vida. Normalmente, el accidente cerebrovascular en el hemisferio izquierdo afecta la capacidad de utilizar cifras. Cuadrar la cuenta corriente o contar el cambio de un billete ya no es tan sencillo; se convierte en una tarea complicada.

Con un buen equipo de rehabilitación y perseverancia, la persona puede reaprender las destrezas que antes dominaba.

Síntoma No. 5: Memoria Verbal Deficiente

Era demasiado frustrante. No cabe ninguna duda. María Elisa no sólo experimentaba dificultad para pronunciar las palabras, sino que tampoco recordaba lo que los demás le decían. Su esposo llegaba a la habitación, le daba un beso, ponía las flores en el florero. Se sentaba en la silla y comenzaba a hablarle. Le contaba de los vecinos, del examen de matemáticas del hijo que estaba en la universidad, del viaje que harían a Italia cuando ella se recuperara.

María Elisa asentía con la cabeza. Sonreía. Se sentía estimulada y escuchaba con atención lo que su esposo decía. Pero tan pronto como él salía de la habitación olvidaba todo lo que él había dicho: el examen de matemáticas del hijo, el viaje a Italia, el divorcio de la vecina, hasta el saludo de su esposo.

Recordaba las flores que él le había traído, su aspecto, cómo estaba vestido, y, si miraba el reloj, sabía cuánto tiempo había durando la visita. Pero todo lo que él decía lo olvidaba.

Junto con la pérdida de la memoria verbal, muchos pacientes como María Elisa experimentan también problemas al procesar la información. A veces temporalmente y otras permanentemente, estas discapacidades funcionales crean también una incapacidad para reconocer los estímulos verbales, organizar y formular estrategias. Estas funciones ejecutivas se asocian con el daño al lóbulo frontal izquierdo del cerebro.

Ya conocemos los síntomas más comunes del accidente cerebrovascular en el hemisferio derecho y en el hemisferio izquierdo. Pero, como vimos en los capítulos anteriores, hay diferentes tipos de accidentes cerebrovasculares, los cuales pueden afectar otras áreas del cerebro, causando síntomas diferentes. Veamos, entonces, en el próximo capítulo, estos "diferentes accidentes".

CAPÍTULO 8

Diferentes
Accidentes

*Estaba ahí y en menos de un minuto ya no
estaba. Estaba en otro lugar.*
—La hija de una paciente de 75 años
que sufrió un accidente cerebrovascular

Todo estaba listo y Juan Pablo había puesto la Coca Cola de dieta bien fría junto al tazón rebosante de palomitas de maíz. Bajó la intensidad de las luces y cerró las persianas. Se sentó cómodamente en su butaca favorita. El control remoto del televisor era, en verdad, la octava maravilla del mundo. Encendió el televisor y los arpegios del himno nacional llenaron la sala. Estaba comenzando el juego.

Juan Pablo subió el volumen. "¡Dale, dale!", gritó entusiasmado con la excelente jugada. Agarró un puñado de palomitas de maíz. Bebió un largo sorbo de Coca Cola. Estaba Mark McGwire al bate cuando, en medio de la jugada, Juan Pablo se dobló en la butaca con todo dándole vueltas alrededor. Tenía la cara entumecida.

Cayó al piso hecho un ovillo.

Así lo encontró su esposa al llegar de las tiendas. Juan Pablo nunca despertó.

Accidente Cerebral en el Tallo Encefálico

Juan Pablo había sufrido una embolia en el tallo encefálico. Debido a la localización, el ataque afectó su misma capacidad de supervivencia. Como ya vimos en el Capítulo 1, el tallo encefálico controla las funciones básicas del ser humano. Dependiendo de la severidad y duración, los síntomas de un accidente cerebrovascular en el tallo encefálico pueden ir del mareo al estado de coma.

Los síntomas del accidente cerebrovascular en el tallo encefálico incluyen:

- ataxia o falta de coordinación muscular

- problemas al tragar

- estado de coma o un bajo nivel de conciencia

- pérdida del equilibrio a causa de la vinculación del tallo encefálico al cerebelo

- presión arterial inestable

- visión doble

- parálisis de ambos lados del cuerpo

- dificultad para respirar

- náuseas y vómitos

Accidentes Cerebrovasculares de la Circulación Posterior

Afectan la parte posterior del cerebro, la cual recibe un suministro de sangre diferente al de las regiones más altas. Puede dar lugar a diferentes situaciones. Este tipo de accidente cerebrovascular puede ocurrir en tres lugares:

1. En las arterias vertebrales del cuello y la médula, caso en el cual produce parálisis, entumecimiento o dificultad para respirar.

2. En el sistema de arterias basilares que suple la sangre al pons y al cerebro medio, caso en el cual causa visión doble y problemas del equilibrio.

3. En las arterias cerebrales posteriores que suplen la sangre a los lóbulos occipitales en la parte posterior del cerebro, caso en el cual causa pérdida de la visión.

Accidente Cerebrovascular en el Cerebelo

El cerebelo, al igual que el tallo encefálico, controla la mayoría de las funciones instintivas. Aquí nacen los reflejos. Este es el centro de nuestro equilibrio y coordinación. Un accidente cerebrovascular en esta área del cerebro puede causar síntomas como:

- habla enredada

- movimientos anormales o temblores

- ataxia o falta de coordinación muscular

- falta de equilibrio

- mareos

- sensación de asco y náuseas

- vómitos incontrolables

Estos son los diferentes tipos de accidentes cerebrovasculares que pueden ocurrir. Algunos de sus síntomas se entrecruzan. Algunos son únicos. Lo cierto es que cuando uno de nuestros seres queridos sufre un accidente cerebrovascular, no nos importa dónde ni cuándo. Los detalles son secundarios cuando uno está en shock y sencillamente no puede creer lo que está sucediendo.

No obstante, conocer a fondo los síntomas y problemas que causa el accidente cerebrovascular puede constituir la diferencia entre el éxito y el fracaso en un programa de rehabilitación. Comprender lo que sucede—y dónde sucede—ayuda al médico a determinar la prognosis y el tratamiento.

En resumen, es fundamental establecer el diagnóstico apropiado. Y con este fin se emplean varias "herramientas" para investigar más a fondo la causa del accidente cerebrovascular. Estas son las pruebas y exámenes que, por fortuna para todos, son cada día más exactos.

CAPÍTULO 9

Herramientas para Establecer Diagnóstico

Después del accidente cerebrovascular mi doctora se convirtió en Sherlock Holmes. Me hacía diez mil millones de preguntas, sondeando y sondeando. Al principio yo no entendía lo que estaba haciendo y, tengo quereconocerlo, hasta me incomodaba bastante su conducta. Yo lo que quería era que se dejara de hablar tanto y me acabara de curar. Pero hoy comprendo lo que ella perseguía y sé que todas esas preguntas tenían un propósito y una razón de ser: el programa de rehabilitación tenía que estar hecho a mi medida para que yo pudiera recuperar mi salud.

—Una abogada de 64 años
que sufrió un accidente cerebrovascular

Corre el año de 1890. Un caballero de afable y sonrosado rostro disfruta su guiso de carnero y su cerveza en una taberna local. Discretamente colocada a un lado espera la pipa, esa delicia de sobremesa de la cual no prescinde ningún caballero que se precie de serlo. El caballero ríe a carcajadas al oír algo que le dice su compañero de mesa. Hablan en voz muy alta. El humo llena la habitación. Hace mucho calor y el vapor cubre ya completamente las pequeñas ventanas altas. De repente el caballero comienza a toser sin parar. Su rostro se pone rojo como un tomate y da con la cabeza en el plato de comida.

Han transcurrido unas semanas. El caballero vive pero es un extraño. Balbucea. No puede mover el brazo derecho. Todo se le olvida. El doctor habla de un ataque de apoplejía. El cura habla de posesión diabólica. La familia está consternada. Esperan que sane o muera. Pasan los días y no hay cambio. Comienzan a esperar ansiosamente que muera.

Avanzamos en el tiempo hasta 1940. Un vendedor trata de persuadir a su cliente para que compre un artefacto que vende su empresa. Fuma sin cesar y el humo del cigarrillo sirve de contrapunto a la incesante charla destinada a lograr que el cliente compre lo ofrecido. Pero el cliente decide no comprar y el vendedor, muy disgustado, abandona el edificio y almuerza en el restaurante de la esquina un plato nada saludable. Al dirigirse al auto se siente súbitamente como "ido" y mareado. Cae al piso.

Meses después, el señor ya está de nuevo en la calle, dedicando más horas del día que nunca al trabajo con vistas a recuperar el tiempo perdido. Su familia lo llama un milagro. El vendedor no sabe qué le sucedió, pero agradece que todo haya vuelto a la normalidad. En un restaurante muy parecido al de aquel almuerzo grasiento y poco saludable, pide que le pongan más mantequilla para el pan y enciende otro cigarrillo.

Hoy sabemos más. Gracias a los avances en la medicina y en la biología durante las últimas décadas, hoy no sólo podemos diagnosticar el accidente cerebrovascular, sino que también podemos determinar por qué ocurrió y dónde.

Lo que es más importante aún es que, a diferencia de las víctimas de hace un siglo o el hombre moderno pero muy mal informado de 1940, sí podemos tomar medidas para evitar que ocurra otro accidente cerebrovascular.

Las Cuatro Preguntas Básicas

Cuando un ser querido es víctima de un accidente cerebrovascular, la preocupación más inmediata es procurarle ayuda. Usted desea que esa persona se recupere. El mecanismo que causó el accidente cerebrovascular es una consideración secundaria para usted.

No obstante, como ya hemos visto, el diagnóstico correcto puede significar la diferencia entre la vida y la muerte. Puede ayudar a determinar el éxito de un programa de rehabilitación y puede evitar que este problema recurra. Aunque usted se encuentre en estado de crisis, el equipo de profesionales del hospital no está en crisis y sí está especialmente capacitado para diagnosticar el problema que ha tenido el paciente y seleccionar el plan de tratamiento correcto.

Mediante el uso de múltiples pruebas—y aplicando muchos conocimientos y años de experiencia—la tarea de establecer el diagnóstico correcto se divide en cuatro elementos básicos: averiguar quién, qué, dónde y por qué.

Primera Pregunta: ¿Quién?

Cuando vemos por primera vez a un paciente que ha sufrido un accidente cerebrovascular, determinamos quién es y si había ya una predisposición al problema. Ello requiere hacer una historia clínica detallada, incluyendo cualquier factor de riesgo individual que puede o no estar presente: hipertensión, haber fumado toda la vida, diabetes, un ataque isquémico transitorio previo. Si alguno de estos factores está presente, los mismos pueden ayudar a determinar quién es el paciente cerebrovascular.

Las pistas que proporcionan los antecedentes también son útiles para establecer el diagnóstico y el plan de tratamiento. Aquí se consideran los hábitos de trabajo, el sexo y la raza del paciente.

Segunda Pregunta: ¿Qué?

El médico detective también debe determinar exactamente qué sucedió y cuál fue, exactamente, el evento que ocurrió. "Accidente cerebrovascular" es un término general. El médico necesita ir más allá de "se desmayó de pronto" o "estaba hablando y cayó al piso en el medio de la conversación". Por eso hará preguntas para dilucidar los detalles más específicamente. ¿Qué estaba haciendo el paciente? ¿Sintió que el corazón no latía con el mismo ritmo? ¿Sintió que dejaba de latir por momentos? ¿Se quejó de dolor de cabeza o entumecimiento en las extremidades?

Entonces vienen las preguntas más técnicas. Como hemos visto, determinar el tipo de accidente cerebrovascular es crucial para establecer el diagnóstico correcto. ¿Ocurrió a causa de un émbolo que se desplazó desde el corazón? ¿O fue un accidente trombótico causado por la oclusión de una arteria en el cerebro? Por supuesto que ni el paciente ni sus familiares pueden responder a estas preguntas. Estas preguntas sólo las puedan contestar las diversas pruebas que describiremos brevemente en la próxima sección.

En general, mientras más preguntas haga el médico, mejor podrá dilucidar lo que sucedió durante el evento y más exactamente podrá diagnosticar el accidente cerebrovascular. En algunos casos, aun contando con buena información el médico no podrá determinar con certeza si el accidente cerebrovascular fue causado por embolia o por trombo.

Tercera Pregunta: ¿Dónde?

Dónde es una interrogante poderosa en este caso, puesto que sabemos que una cosa es el tipo de accidente cerebrovascular y otra el lugar del cerebro donde ocurrió. ¿Dónde está el daño? ¿Qué parte del cerebro está afectada?

Además de las sofisticadas radiografías, tomografías computarizadas y estudios de resonancia magnética, esta pregunta también se puede contestar por medio de evaluaciones de las destrezas lingüísticas, motoras, cognoscitivas y de los estados emocionales que discutiremos más adelante en este capítulo. Las pruebas no sólo ayudan a determinar la extensión del daño, sino también las funciones que han quedado intactas. El equipo de rehabilitación comenzará inmediatamente a trabajar para reforzar las destrezas y capacidades que aún están intactas.

Cuarta Pregunta: ¿Por qué?

Vayamos más allá de la superficie y siempre habrá un "por qué". Trátese de una discusión familiar, un malentendido en la oficina o un problema físico, comprender el motivo ayuda mucho a prevenir que vuelva a ocurrir. Y más importante aún: comprender el proceso de la enfermedad que causó el accidente cerebrovascular puede ayudar a evitar que este recurra.

Determinar quién, qué, dónde y por qué ayudará a dilucidar las medidas requeridas—trátese de un tratamiento con medicamentos, cirugía o rehabilitación.

Las siguientes herramientas ayudan en esta labor.

Las Herramientas del Oficio

Un examen médico completo va mucho más allá de unos cuantos análisis de sangre, unas pocas radiografías y una historia clínica familiar de rutina. Es necesario ahondar en los detalles. El plan de tratamiento se formula utilizando una diversidad de pruebas diagnósticas.

Ecocardiograma o ultrasonido. Un paso más allá del electrocardiograma, el ecocardiograma utiliza el sonido como detector. Es útil para detectar si el émbolo se originó en el corazón. Para hacer la prueba, se coloca en el pecho o cuello del paciente un dispositivo conectado a una computadora, el cual hace "rebotar" las ondas de sonido desde las paredes del corazón y las arterias del cuello. La computadora registra y analiza estos "ecos" de las ondas de sonido (o ultrasonido). Si hay un coágulo de sangre en el corazón o la arteria carótida del cuello se ha estrechado, las ondas de sonido que rebotan hacia la máquina trazan un diagrama del problema. El médico podría ordenar un ecocardiograma transesofágico para poder ver más detalladamente el corazón y la aorta. Introduciendo a través de la garganta una pequeña sonda—un procedimiento que no causa dolor—las ondas de sonido pueden acercarse más al objetivo que se desea examinar.

Armando el Rompecabezas

El diagnóstico no está tallado en mármol. Como todo en la vida, es un proceso, y no simplemente una serie de pruebas mecánicas. El terapeuta considera todos los aspectos en su evaluación del paciente como un todo. También se concentra en las habilidades, y no sólo en los déficits. Durante el proceso de evaluación el terapeuta:

- identifica los puntos más fuertes y los puntos más débiles en el caso del paciente
- establece una base para determinar las capacidades funcionales del paciente
- identifica los dispositivos de adaptación y equipos que pueden ayudar al paciente
- determina las metas apropiadas a corto y largo plazo
- determina si hay anomalías o problemas específicos que puedan limitar los resultados e influir en las metas del tratamiento
- decide cuál será el programa de tratamiento.

Tomografía Axial Computarizada. A menudo la tomografía axial computarizada (CAT Scan) es la primera prueba que se hace para obtener información específica y determinar la severidad, el tipo y la localización del accidente cerebrovascular. Es particularmente importante a la luz de algunos de los nuevos medicamentos anticoagulantes que utilizamos para tratar este problema. Aunque es posible que un accidente cerebrovascular "seco", es decir, por falta de irrigación sanguínea—donde la oclusión de una arteria crea un bloqueo e impide a la sangre llegar al área del cerebro situada después del bloqueo—no se pueda detectar hasta después de transcurridos unos días, es importante descartar el sangramiento interno en el cerebro antes de utilizar estos medicamentos.

Durante la tomografía axial computarizada se introduce al paciente acostado en una cámara semejante a una gigantesca argolla blanca. La máquina, conectada a una computadora, registra imágenes muy detalladas del interior del cerebro y examina cada sección del mismo "pelando" capa por capa el tejido.

Estudio de Resonancia Magnética. La resonancia magnética (MRI) proporciona una imagen mucho más detallada del tamaño y localización de un accidente cerebrovascular que la tomografía axial. La resonancia magnética funciona, en esencia, por medio de un gigantesco magneto con extraordinarias capacidades de conducción, el cual crea una poderosa fuerza magnética y, con ayuda de frecuencias radiales, registra imágenes del cerebro. Puesto que las imágenes están basadas en principios moleculares, el estudio de resonancia magnética no está sujeto a las mismas restricciones que la tomografía axial computarizada. Es capaz de registrar imágenes del cerebro más allá de cualquier estructura ósea del esqueleto y producir detalles extraordinariamente específicos de áreas diminutas del cerebro. El estudio de resonancia magnética es capaz de mostrar áreas del cerebro que previamente han sufrido daño durante un accidente cerebrovascular "silencioso". Dicho estudio es particularmente útil para examinar el tallo encefálico y el cerebelo.

Tomografía por Emisión de Positrones y Tomografía Computarizada por Emisión de Fotón Único. La tomografía por emisión de positrones (PET Scan) y su prima hermana, la tomografía computarizada por emisión de fotón único (SPECT Scan) llevan los estudios de imagen un paso más allá. Combinando la química con la tecnología, la tomografía por emisión de positrones y la tomografía computarizada por emisión de fotón único crean un mapa de la actividad metabólica de las diversas sustancias químicas del cerebro por medio de la inyección de un líquido radiactivo o "radiomarcado". Durante estas pruebas se registran imágenes de las reacciones bioquímicas que ocurren a lo largo del recorrido que hace ese "mensaje líquido" a través de los vasos sanguíneos cerebrales. El extraordinario detalle de la prueba brinda la posibilidad de detectar la inactividad causada por un accidente cerebrovascular.

En el futuro estas pruebas pueden ser un excelente medio para supervisar y controlar los efectos de los medicamentos en la irrigación sanguínea al cerebro.

Angiografía. Esta es aún la prueba que se prefiere para examinar visualmente las arterias del cerebro—y, posteriormente, cualquier cambio patológico causado por el accidente cerebrovascular. Las imágenes de los vasos sanguíneos del cuello y el cerebro se obtienen realizando una de las siguientes pruebas:

1. **Angiografía por resonancia magnética** (MRA), la cual se realiza en una máquina de resonancia magnética y registra imágenes de las arterias mayores del cerebro y del cuello.

2. Es posible obtener imágenes de más alta calidad aún con una **angiografía convencional**, en la cual se inyecta un contraste líquido directamente en la arteria. Ello permite al médico visualizar si existe algún estrechamiento causado por coágulos o lesiones a medida que el contraste va pasando a través de la arteria. Lamentablemente la angiografía es una prueba invasiva e implica algunos riesgos. El paciente puede desarrollar una

alergia al contraste que se inyecta para visualizar las arterias. Pero, por fortuna, la nueva tecnología y los contrastes de mejor calidad han disminuido en gran medida estos riesgos.

Medida de Independencia Funcional (FIM). Más bien una evaluación que una prueba en sí, la Medida de Independencia Funcional es exactamente eso: una evaluación que mide la capacidad de un paciente que ha sobrevivido un accidente cerebrovascular para funcionar. La evaluación determina en qué medida el paciente puede atender a sus propias necesidades y moverse. Aunque es posible que el paciente sea independiente a pesar de una lesión extrema, normalmente hay una correlación: mientras más daño haya causado el accidente cerebrovascular, menos independencia tendrá la persona. La Medida de Independencia Funcional es una evaluación muy detallada que abarca todas las disciplinas de la rehabilitación y utiliza dieciocho categorías. Entre ellas figuran las siguientes capacidades:

- alimentarse

- bañarse

- aseo personal

- control de la vejiga e intestinos

- vestirse

- moverse de una silla a la cama

- caminar sin ayuda o usar una silla de ruedas

- resolver problemas

- comprensión

- expresión

Se asigna una calificación a cada una de estas categorías y se evalúa al paciente de acuerdo con una escala de siete puntos que va desde necesitar asistencia para todo (uno) a la función totalmente independiente (siete). La Medida de Independencia Funcional puede dar una idea bastante exacta de la capacidad funcional de un paciente y permite llevar un control a través de todo el proceso de rehabilitación.

Esta es la más reciente y confiable de las pruebas funcionales y se está utilizando actualmente en los hospitales generales y de rehabilitación a través de todos los Estados Unidos.

Examen Boston para Diagnosticar Afasia y otras pruebas de función lingüística. La recuperación va mucho más allá de la movilidad y de la capacidad para atender a las propias necesidades, y por eso la tarea de establecer un diagnóstico preciso requiere ir más allá de lo puramente físico. La afasia o discapacidad lingüística es un síntoma común del accidente cerebrovascular. Pruebas como el Examen Boston para Diagnosticar Afasia (BDAE) y la Batería de Pruebas de Afasia Western (WAB) modificada ayudan a determinar el grado de discapacidad en lo lingüístico y en lo no lingüístico. Varias preguntas y mandatos analizan la comprensión de la lectura, la fluidez del habla, las capacidades del lenguaje, la comprensión auditiva y las destrezas de repetición y percepción. He aquí un ejemplo tomado del Examen Boston para Diagnosticar Afasia:

Al entrar en un hotel, un huésped llevaba en una mano un rollo de soga y en la otra una maleta. El empleado del hotel le preguntó: "Disculpe, señor, pero, ¿me podría decir para qué es la soga?"

"Por supuesto", le respondió el caballero, "es para escaparme en caso de incendio".

"Disculpe, señor", le dijo el empleado, "pero todos los huéspedes que traigan su propio escape para caso de incendio deben abonar el alojamiento por anticipado".

- *¿Llevaba el señor una maleta en cada mano?*
- *¿Llevaba algo poco usual en la mano?*

- *¿Confió el empleado en este huésped?*
- *¿Sospechó el empleado de este huésped?*

Pruebas para evaluar las destrezas cognoscitivas. Como podemos apreciar en este ejemplo, las pruebas que se utilizan para medir la función lingüística también miden la capacidad mental. En el caso de las destrezas más específicas de la memoria y la comprensión cognoscitiva se requieren pruebas más específicas. Estas incluyen el Mini Examen de Estado Mental, la Prueba Ross de la Memoria, la Prueba Kahn Goldfarb y la Batería de Pruebas de Evaluación Lingüística Cognoscitiva, la cual evalúa el tiempo de atención visual y auditiva, la capacidad para percibir y organizar secuencias, las destrezas de la escritura y la capacidad para comprender un chiste. Un ejemplo de la Batería de Pruebas de Evaluación Lingüística Cognoscitiva:

¿Qué le dijo el océano a la costa?

❑ *Tengo un pez.*

❑ *Nada. Sólo agitó la ola.*

❑ *El océano no habla.*

Otro ejemplo tomado de la Prueba Kahn Goldfarb:

- *¿En cuál ciudad se encuentra en este momento?*
- *¿En qué año estamos?*
- *¿Qué edad tiene?*
- *¿Cuándo es su cumpleaños?*

Evaluación del estado de ánimo. Es un hecho comprobado: la depresión es uno de los síntomas más comunes que causa el accidente cerebrovascular, particularmente el infarto en el hemisferio izquierdo. Ya lo hemos visto. La depresión puede sabotear la rehabilitación. El estado de ánimo puede afectar el resultado. Por tanto, es necesario evaluar y diagnosticar los problemas que afecten las emociones. Algunas de estas pruebas son:

- **El Cuestionario (también llamado Inventario) de Depresión Beck** (BDI) es un cuestionario de veintiuna preguntas a las cuales responde el paciente mismo. La forma en que la persona responde permite medir sus síntomas de depresión, si existen. Originalmente introducido en 1961, el Cuestionario de Depresión Beck toma solamente diez minutos y requiere un nivel de lectura de apenas quinto o sexto grado. Las preguntas sondean actitudes específicas relacionadas con la depresión como la tristeza, la culpabilidad, los pensamientos suicidas y el aislamiento social. El Cuestionario es fácil de administrar y su aceptación universal por parte de los profesionales de la salud lo convierte en una herramienta perfecta para medir el grado de depresión en el sobreviviente de un accidente cerebrovascular.

- **La Escala Zung** es una autoevaluación para determinar el grado de depresión y ayuda a descubrir la "depresión enmascarada" o los problemas que ocultan un trastorno depresivo subyacente.

Estas son las herramientas del oficio, las pruebas para establecer diagnóstico que ayudan a determinar la severidad del accidente cerebrovascular y el programa de rehabilitación apropiado—trátese de medicamentos, cirugía, terapia física y ocupacional o de una combinación de estas.

Veamos entonces estos tratamientos específicos y vayamos a lo más importante para tratar el accidente cerebrovascular: la rehabilitación.

DESPUÉS

DE LA

TORMENTA

Hacia la Recuperación: Medicamentos

Nunca pensé que los medicamentos pudieran funcionar tan bien. Pero sí han funcionado. Simple y llanamente, creo que son uno de los factores individuales más importantes para prevenir un accidente cerebrovascular que me pueda dejar de nuevo incapacitada.
—Una abuela de 70 años que sufrió un accidente cerebrovascular

Heparina, tPA, Plavix®, Aggrenox®, Coumadin®, aspirina . . . estos son los nombres de algunos de los medicamentos que funcionan y ayudan a las personas que sobreviven un accidente cerebrovascular a recuperarse, regresar a su vida normal y evitar otro accidente cerebrovascular.

Gracias a los avances en la neurología y en la farmacología, en las ciencias y en la tecnología, la terapia con medicamentos es hoy más eficaz que nunca. También conocemos la anatomía del cerebro. Sabemos las intrincadas maniobras de la sangre y las diferentes sustancias que la integran a medida que pasa por todas las vías circulatorias del cuerpo. También sabemos hoy cómo se coagula la sangre—y las consecuencias biológicas, neurológicas y emocionales que pueden resultar de este proceso.

Para ayudarle a entender cómo funciona esta terapia, describimos aquí los distintos tipos de medicamentos que más comúnmente se utilizan para tratar los accidentes cerebrovasculares. Tenga presente que esta información es solamente una breve introducción al tema de la terapia con medicamentos. En ningún caso pretende sustituir las recomendaciones y órdenes de su médico, ni tampoco debe administrarse ninguno de estos medicamentos sin la estricta supervisión de su doctor.

Disolventes de Coágulos

Casi todo el mundo ha oído hablar del medicamento que ayuda a disolver los coágulos de sangre en las arterias del corazón y evitar que ocurra un ataque cardíaco. Pero sólo desde junio de 1996 conocemos el tPA (abreviatura de Tissue Plasminogen Activator), un fármaco que ha recibido la aprobación de la Federación de Fármacos y Alimentos de EE.UU. para el tratamiento de los accidentes cerebrovasculares de origen isquémico. En una situación ideal, el activador tisular del plasminógeno disuelve el coágulo, la sangre regresa al cerebro hambriento de oxígeno y la parálisis del paciente cesa. El uso del tPA en un estudio general logró revertir los efectos del accidente cerebrovascular en un 12 por ciento de los pacientes y mejoró significativamente los resultados funcionales. Existe, sin embargo, una desventaja: el sangramiento que se desplaza hacia el cerebro, el cual puede empeorar el accidente cerebrovascular, ocurrió en un 6 por ciento de los casos.

Las pautas para utilizar el tPA incluyen las siguientes:

- Llame inmediatamente al servicio de emergencia o acuda al hospital inmediatamente. En el caso del accidente cerebrovascular, ¡el tiempo es oro!

- El tratamiento con tPA debe comenzar dentro de un plazo de tres horas después de comenzar el accidente cerebrovascular.

- No debe observarse ningún tipo de sangramiento en la tomografía axial computarizada.

- Las personas con presión arterial muy alta, a las que recientemente se les hayan administrado anticoagulantes o cuya tomografía muestre señales de un accidente cerebrovascular grande, no son candidatas para la terapia con tPA.

- Administrar el tPA es fácil. Educar al público—y a las personas que sufran un accidente cerebrovascular para que acudan a tiempo al hospital—no es tan fácil.

- Recuerde: ¡Tiempo = Cerebro!

El tPA no es para todo el mundo, pero usted nunca sabrá si puede funcionar en su caso a menos que acuda <u>inmediatamente</u> al hospital.

Nombre de marca: Activase®

Anticoagulantes

Tiene sentido. Puesto que la mayoría de los infartos se deben a la coagulación de la sangre que obstruye una arteria, un medicamento que pueda prevenir la coagulación debe ayudar mucho a prevenir un accidente cerebrovascular. Así nacieron los anticoagulantes. Aunque es común oír a la gente decir que estos medicamentos "aguan" la sangre, eso no es cierto. Lo que hacen los anticoagulantes es evitar que se formen los coágulos. El anticoagulante heparina se administra por vena directamente a un vaso sanguíneo y su uso está restringido al paciente interno. Es posible comenzar a administrar la heparina al paciente en el hospital y más tarde cambiar el medicamento a Coumadin®, un anticoagulante oral que se utiliza en el caso de los pacientes externos.

El uso de los anticoagulantes no está libre de riesgo. Por ejemplo, el Coumadin® es un veneno para las ratas (razón de más para que usted necesite estar bajo la supervisión estricta del médico). Los anticoagulantes pueden causar sangramiento o una hemorragia grave y su uso se debe supervisar cuidadosamente. Muchos medicamentos como la aspirina y el ibuprofen producen interacciones con el Coumadin® y por eso se requieren análisis de sangre regulares durante el tiempo que se utilice esta droga.

Algunos estudios no han ofrecido conclusiones que indiquen que los anticoagulantes son eficaces para prevenir el ataque isquémico transitorio. Otros estudios, sin embargo, han concluido que los anticoagulantes sí funcionan en el caso de la embolia que se origina en el corazón, particularmente en los pacientes que presentan fibrilación atrial.

El Coumadin® reduce en aproximadamente dos terceras partes el riesgo de accidente cerebrovascular en los pacientes que presentan fibrilación atrial, particularmente si el paciente es mayor de 65 años y hay otros factores de riesgo que considerar.

Nombres de marca: Coumadin®, Heparina

La Aspirina Común y Corriente

Al principio nadie dio crédito a la idea, creyendo que se trataba de uno de esos remedios caseros en los cuales confían sólo nuestras abuelas. Pero ya contamos con estadísticas concretas y el hecho está más que claro. La aspirina común y corriente puede ayudar a:

- reducir la recurrencia del accidente cerebrovascular
- reducir la formación de coágulos en la sangre

- reducir la gomosidad de las plaquetas en la sangre
- prevenir la formación de coágulos en el corazón

Si hablamos de cifras, los estudios han concluido que la aspirina puede reducir en un 25 por ciento las probabilidades de que ocurra otro accidente cerebrovascular.

En el caso de los pacientes que sufren de fibrilación atrial, la conclusión es que la aspirina puede reducir el riesgo en un 21 por ciento.

Aunque las pruebas no son aún definitivas, la aspirina parece funcionar mejor en los pacientes que han experimentado un ataque isquémico transitorio o un accidente cerebrovascular. Puede prevenir otros ataques o ataques más severos e incluso reducir las probabilidades de muerte a causa de otros problemas vasculares tales como el ataque cardíaco.

Beba a Su Salud

Según indican varios estudios, beber una copa de alcohol al día puede reducir el riesgo de sufrir un accidente cerebrovascular. Parece que el alcohol ayuda a aumentar la lipoproteína de alta densidad o "colesterol bueno" que contrarresta el efecto del "colesterol malo" en la sangre.

Recuerde, no obstante, que la clave aquí es la moderación. Beber en exceso aumenta el riesgo de sufrir un derrame cerebral. De modo que . . . ¡Salud!

No obstante, la aspirina tiene un efecto secundario grave. Los estudios revelan que podría aumentar el riesgo de sufrir un derrame cerebral, particularmente en el caso de las personas cuya presión arterial está descontrolada, presentan malformación cerebrovascular o han tenido ya una hemorragia.

Al igual que sucede con casi todos los medicamentos, una dosis más baja puede ser tan beneficiosa como una dosis más alta. Algunos clínicos recomiendan una aspirina de bebé diaria, mientras que otros recomiendan una dosis regular de aspirina (325 mg) al día.

Los efectos secundarios pueden incluir náuseas, morados en el cuerpo y sangramiento gastrointestinal.

Nombres de marca: St. Joseph's®, Bufferin®, Bayer®

Agentes Antiplaquetas

Hasta muy recientemente teníamos solamente la aspirina como recurso, pero ya contamos con algunos nuevos medicamentos de alta eficacia que han sido aprobados para combatir la gomosidad de las plaquetas y prevenir la formación de coágulos.

En los últimos años hemos visto un notable progreso y hoy hay más esperanza para el sobreviviente de un accidente cerebrovascular. Además de la tradicional aspirina, la "Gran Dama" en la prevención de los coágulos, contamos con varios medicamentos que superan su efecto para disminuir la gomosidad de las plaquetas y la formación de los coágulos—y van mucho más allá para prevenir que ocurra otro accidente cerebrovascular o la muerte por causas de origen vascular. ¿Por qué no hemos oído hablar tanto de ellos como de la aspirina? Pues, porque al igual que muchos nuevos medicamentos, son más costosos. Pero el hecho es que merece la pena pagar el precio más alto. Después de todo, ¿podemos, en realidad, ponerle precio a *cualquier cosa* que pueda prevenir otro accidente cerebrovascular o un ataque al corazón? Hable con el médico e investigue cuáles de estos agentes antiplaquetas o inhibidores plaquetarios podrían ayudarle.

Mientras tanto, veamos los tres principales:

Aggrenox® (aspirina más dipyridamole) es una nueva formulación de un fármaco llamado dipyridamole que no funcionó solo en las pruebas realizadas en el pasado. Esos estudios revelaron que el uso individual del dipyridamole no aportaba ningún beneficio al paciente cerebrovascular. No obstante, los nuevos estudios revelan mucho mejores resultados al combinar con la aspirina una dosis más alta de dipyridamole en una fórmula que el cuerpo pueda absorber en forma sostenida. De hecho, Aggrenox® es significativamente más eficaz que la aspirina sola para prevenir un segundo accidente cerebrovascular o ataque isquémico transitorio. Se toma dos veces al día y tiene efectos secundarios comparables a los de la aspirina.

Plavix® (clopidogrel) es otra de las principales armas en este campo de batalla. Este medicamento también funciona para prevenir al accidente cerebrovascular al inhibir la gomosidad de las plaquetas y la formación de coágulos. Cuando se toma una vez al día, es también significativamente más eficaz que la aspirina para prevenir un accidente cerebrovascular posterior a un ataque isquémico transitorio o un evento cerebrovascular recurrente. También hay evidencia al efecto de que su desempeño mejora al combinarse con la aspirina de dosis baja.

Ticlid® (ticlopidina) fue en un tiempo la única alternativa que existía para la aspirina, pero su uso común ha ido disminuyendo debido a sus posibles efectos secundarios peligrosos—y al hecho de que no es tan eficaz como Plavix® y Aggrenox®. El Ticlid® requiere análisis de sangre periódicos y puede tener graves repercusiones en el conteo de sangre y médula ósea. La mayoría de los médicos utilizan este medicamento únicamente en el caso de los pacientes que no toleran otros fármacos o no muestran mejoría con el uso de los mismos.

Muchos médicos recomiendan aún la aspirina sola como el agente antiplaquetas de preferencia porque es fácil de tomar y no es costosa. Lamentablemente este modo de proceder desconoce el hecho de que tanto el Aggrenox® como el Plavix® parecen ser significativamente mejores que la aspirina sola. La buena noticia es que ya numerosos médicos ordenan estos medicamentos a sus pacientes por sí solos o en combinación con la aspirina en el momento en que experimentan su primer ataque isquémico transitorio o evento cerebrovascular. ¿En qué forma puede el médico ayudarle a elegir entre estos medicamentos? Vea los folletos y hable con su médico. La decisión puede representar una importantísima diferencia para su futuro.

El Tratamiento de la Afasia

Los trastornos del lenguaje o afasia son un síntoma común del accidente cerebrovascular. Aunque la rehabilitación cognoscitiva y del habla ayudan en la recuperación, siempre estamos en búsqueda de un medicamento que pueda ayudarnos a agilizar el proceso. En los casos en que la afasia se presenta como una incapacidad o vacilación al hablar o como una incapacidad para hallar la palabra apropiada, los investigadores ya han probado fármacos que actúan sobre la dopamina en el cerebro. Los resultados no ofrecen conclusiones definitivas, pero seguiremos buscando . . .

En el Horizonte:
Agentes Neuroprotectores

Recuerde: tiempo = cerebro. Mientras más pronto podamos hallar un medicamento que mejore la capacidad del cerebro para manejar la disminución del flujo de sangre y el oxígeno, más pronto podremos disminuir los efectos incapacitantes del accidente cerebrovascular. Existen varios nuevos agentes experimentales que se han mostrado prometedores, pero aún no hemos visto resultados positivos en los estudios con seres humanos. Manténgase en sintonía. Hay buenas noticias al doblar de la esquina.

Nombres de marca: Todos experimentales. No han recibido aún la aprobación de la Federación de Fármacos y Alimentos en Estados Unidos.

Antidepresivos

La depresión ocurre comúnmente después del accidente cerebrovascular. Entre un 30 y un 50 por ciento de las personas que sufren un accidente cerebrovascular se deprimen y, lo que es peor, su riesgo aumenta durante dos años. Este hecho tiene dos causas:

1. El accidente cerebrovascular altera la composición química del cerebro, conduciendo a la depresión.

2. Al mismo tiempo, muchos pacientes desarrollan una depresión como reacción a lo que han perdido: su capacidad funcional.

Sin embargo, no todo es negro. Este problema se puede tratar con medicamentos antidepresivos. Los estudios han comprobado que estos medicamentos-Effexor®, Prozac®, Paxil® y Zoloft®— pueden reducir significativamente la depresión en los pacientes cerebrovasculares. Lo que es más, se ha comprobado que en el caso del paciente cerebrovascular, tratar la depresión con antidepresivos también ayuda a mejorar su rehabilitación física y cognoscitiva.

Cada antidepresivo tiene sus propios efectos secundarios, los cuales incluyen trastornos del sueño, alteración y disfunción sexual. Algunos de los antidepresivos más antiguos obstaculizan la cognición (la capacidad de "conocer" la realidad o "saber") y deben evitarse. El clínico debe tomar en consideración los síntomas del paciente en cada caso individual al determinar el mejor medicamento para tratarlo.

Los antidepresivos más recientes son tan eficaces que frecuentemente se obvia la importancia de la terapia sicológica. No obstante, los medicamentos y la asesoría son igualmente importantes. Los estudios han revelado que si se utilizan en combinación el resultado es muy superior al uso individual de cada terapia.

Nombres de marca: Effexor®, Prozac®, Zoloft®, Paxil®

Estimulantes

Cuando el médico habla de utilizar un estimulante, la primera reacción es normalmente poco entusiasta. Tanto el paciente como su familia se imaginan a un niño con déficits y trastornos de la atención o a una persona adicta a las anfetaminas.

Pero esta actitud mental tan cerrada puede impedir el uso de un tratamiento que resulta muy importante en las primeras y en las últimas etapas de la rehabilitación en el caso del paciente cerebrovascular. Según las conclusiones de los estudios experimentales, los animales tratados con anfetaminas inmediatamente después de un accidente cerebrovascular recuperan un nivel más alto de función. Dicho de otro modo, los estimulantes pueden tener un efecto protector en las células del cerebro o asistir en su recuperación después de un evento cerebrovascular. Esto está aún lejos de ser una práctica común en los hospitales generales, pero la situación podría cambiar a medida que las nuevas investigaciones demuestren la eficacia de los estimulantes.

Por otro lado, los médicos sí utilizan muchos fármacos similares a las anfetaminas durante el proceso de rehabilitación. El Ritalin® (metilfenidato) y el medicamento más reciente, Provigil® (modafinil) parecen mejorar en general la capacidad del paciente para mantenerse alerta, su atención y concentración. Cuando se les administran estos medicamentos, los pacientes que se encuentran en rehabilitación debido a un accidente cerebrovascular muestran una mejoría definida en su necesidad de dormir durante el día y fatiga— dos problemas muy comunes en el paciente cerebrovascular.

También se ha demostrado que los fármacos similares a las anfetaminas aumentan la capacidad de prestar atención y la concentración en el sobreviviente de un accidente cerebrovascular, mejorando la calidad no sólo de las sesiones de terapia de rehabilitación, sino también la calidad de vida del paciente en general.

Lo que es aún mejor es que estos medicamentos son sumamente seguros—aun para las personas de edad más avanzada. Los principales obstáculos de los estimulantes tienen menos que ver con los beneficios físicos y mentales que con el estigma social y la renuencia del médico para indicarlos. Detengámonos un segundo a considerar la situación. ¿Sería un error administrarle a un paciente anciano un poco de Ritalin® o Provigil® si se le dificulta mantenerse despierto durante el día o se queja de tener un nivel de energía muy bajo? Por supuesto que no. Si los estimulantes le parecen una buena idea en su caso, pídale más información a su médico. No hay nada que perder, excepto esa sensación de letargo y la incapacidad para concentrarse. En treinta días podrá determinar si estos medicamentos están funcionando en su caso.

Tranquilizantes

Al igual que sus primos los antidepresivos, los tranquilizantes pueden ayudar a disminuir la ansiedad emocional que acompaña al accidente cerebrovascular. Si esta no se controla, puede muy bien sabotear el proceso de rehabilitación.

Esta ansiedad, dicho de paso, es muy real. El temor de tener otro accidente cerebrovascular, el temor a que aún no haya cesado, el sobrecogedor miedo a los cambios que significará para la vida de la familia son todos factores que crean irritabilidad, angustia e insomnio.

Los tranquilizantes pueden ayudar a reducir la angustia causada por estos temores pero, al igual que sucede en el caso de los antidepresivos, es necesario supervisar el uso de estos fármacos cuidadosamente, puesto que pueden afectar negativamente las capacidades cognoscitivas. Su uso debe indicarse por un tiempo limitado para evitar la dependencia.

Los efectos secundarios incluyen somnolencia, mareos y posible adicción.

Nombres de marca: Valium®, Xanax®, Ativan®

Anticonvulsivos

Sí, el paciente que ha sufrido un accidente cerebrovascular puede tener convulsiones, pero estas no son comunes. Si uno de sus seres queridos sufre de convulsiones a causa de un evento cerebrovascular, podemos ayudarle. Los anticonvulsivos (también llamados anticonvulsantes) normalmente controlan las convulsiones. Se requerirán análisis de sangre regulares para ajustar la dosis. Es necesario que el medicamento alcance los niveles apropiados en la sangre para que funcione. Una dosis muy baja no será eficaz y no logrará controlar las convulsiones. Una dosis demasiado alta ofrecerá el peligro de efectos secundarios—los cuales incluyen náuseas, somnolencia, problemas del equilibrio y anomalías del hígado.

Nombres de marca: Tegretol®, Dilantin®, Depakote®, Neurontin®

Endarterectomía Carotídea

Desarrollar las destrezas para realizar esta operación no ha sido tan difícil como decidir cuál paciente es un buen candidato para la intervención quirúrgica. Hace poco un estudio con un gran número de pacientes ayudó a identificar cuáles pacientes podrían obtener el máximo beneficio de este procedimiento. Las conclusiones indican que la determinación debe basarse en el grado de estrechamiento de la arteria carótida y considerar si el paciente está experimentando ya algún síntoma de accidente cerebrovascular. ¿Los resultados?

- La endarterectomía carotídea disminuye significativamente el accidente cerebrovascular en los pacientes sintomáticos que presentan más de un 70 por ciento de estrechamiento de la arteria.

- El beneficio es menor cuando la arteria sólo se ha estrechado de un 50 a un 69 por ciento.

- No parece haber ningún beneficio en optar a favor de la cirugía en lugar de la terapia con medicamentos si el estrechamiento de la arteria es menos de un 50 por ciento.

- Aún no está claro—y el tema es muy controvertido—si la cirugía sería una mejor alternativa en el caso de los pacientes que presentan un alto grado de estrechamiento en la arteria pero no manifiestan síntomas.

Por último, si decide a favor de la cirugía, asegúrese de controlar los riesgos quirúrgicos. Póngase en manos de un cirujano con experiencia y opérese en un centro médico que realice esta operación como rutina con un porcentaje reducido de complicaciones.

Llegamos al final de esta breve guía sobre el uso de los medicamentos. Pero hay mucho más que usted debe saber. La rehabilitación es más que tomarse dos tabletas y llamar al médico. Abarca una diversa gama de terapias—físicas, cognoscitivas, del habla, ocupacionales, emocionales y familiares—todas las cuales funcionan en combinación con los medicamentos y están diseñadas para promover la recuperación del paciente y brindar apoyo a su familia. Continúe leyendo.

CAPÍTULO 11

Hacia la Recuperación: El Equipo de Rehabilitación

No me di cuenta de eso hasta que mi esposo tuvo el accidente cerebrovascular, pero existe una gran red de apoyo, personas y lugares que tienen los conocimientos médicos, el equipo y la información, y pueden brindar asesoría práctica. Hoy sé que no estoy sola.
—La esposa de un director artístico de 55 años que sufrió un accidente cerebrovascular

Eso no le iba a pasar a él. Jamás. Jamás en la vida. Después de todo jugaba al tenis los fines de semana. No comía nada con mucha grasa. Es decir, casi nunca. Hasta probó el biofeedback para ayudarse con el problema del estrés, que tampoco era para tanto. Se consideraba el hombre más feliz del planeta. Tenía dinero en el banco, un buen empleo, sus hijos en la universidad y una esposa excepcional a quien adoraba. Rara vez pensaba en desastres ni en tragedias. La vida es demasiado corta para estar pensando en esas cosas.

Estaba sentado en su escritorio cuando comenzó a sentir esa sensación tan extraña en los oídos. Como la sangre subiéndole a la cabeza. Perdió el sentido. Cuando volvió en sí estaba en la unidad de cuidados intensivos del hospital. Su esposa le apretaba la mano. Los monitores se alzaban como centinelas detrás de la cama. Oía el rítmico blip blip blip. Tenía los brazos llenos de tubos y sueros que bajaban de una cruz de metal.

Aquí estaba él: un hombre común y corriente que se conservaba en buena forma física y cuya vida estaba relativamente libre de estrés, y así y todo no había sido inmune al accidente cerebrovascular.

Al abrir los ojos vio al equipo de médicos reunidos alrededor de la cama, verificando sus respuestas, determinando sus reacciones, tratando de evaluar la extensión del daño. En los días que siguieron le hicieron muchas de las pruebas diagnósticas que describimos en el Capítulo 9, incluyendo dos tomografías axiales computarizadas, un estudio de resonancia magnética, un ecocardiograma y una angiografía.

¿Los resultados? Había tenido un infarto cerebral embólico en el hemisferio derecho. Como consecuencia presentaba pérdida de visión, entumecimiento y hemiparesia o parálisis en el lado izquierdo del cuerpo.

¿El tratamiento? Administración de heparina bajo supervisión muy estricta y cuidadosa, seguida de Coumadin® y un medicamento para la presión arterial alta, en combinación con un programa completo de rehabilitación que incluía fisioterapia, terapia del habla y terapia ocupacional, hasta que recuperara la fuerza y la independencia.

La prognosis era buena. En ningún momento había perdido el control de la vejiga y los intestinos y rápidamente recuperaba el movimiento.

En cuanto a los familiares, sentían que la vigilia había concluido en cuanto él abrió los ojos. En realidad, su trabajo recién había comenzado.

Primero ocurre el accidente cerebrovascular.

Después viene la rehabilitación, el camino hacia la recuperación, el cual no sólo requiere la participación de un equipo completo de profesionales médicos, sino también de los familiares del paciente.

El Proceso de Rehabilitación

La rehabilitación no ocurre en el vacío. El trabajo que se realiza en las extremidades inferiores no se hace aisladamente, sino en forma coordinada con la terapia del habla y otras terapias. No es cuestión de tres semanas de fisioterapia, seis semanas de terapia del habla y, por último, cuatro semanas para reaprender destrezas básicas como usar el tenedor y el cuchillo y ponerse la ropa.

Las diferentes terapias se realizan al unísono, al mismo tiempo, el mismo día, y forman parte de una estructura verdaderamente multidisciplinaria.

El equipo de rehabilitación trabaja en conjunto para implementar y reforzar este enfoque coordinado. El terapeuta del habla—o logopeda—sabe los progresos que el paciente logra en el lenguaje y en la terapia cognoscitiva. El terapeuta ocupacional sabe dónde se encuentra el paciente en relación con las actividades de la vida diaria. Cada integrante del equipo de rehabilitación trabaja en forma concertada y en comunicación con los demás, y hasta hombro a hombro con los demás. Tiene mucho sentido: a medida que el paciente aprende a usar la silla de ruedas, también aprende a contar el cambio en el supermercado. Según aprende a caminar de la cama al baño, también aprende de nuevo a darse una ducha y vestirse.

El enfoque multidisciplinario no sólo refuerza las destrezas vitales, sino que también mantiene la motivación. La depresión, por ejemplo, debe tratarse al mismo tiempo que se trabaja para restaurar las destrezas que permiten al paciente caminar. Es necesario que su deseo de progresar se mantenga firme y constante.

La Rehabilitación Comienza
en el Hospital General

Tan pronto el paciente llega al hospital general se le asigna un equipo médico. En esta etapa, al igual que sucedió con el caballero del ejemplo que dimos antes, el equipo está integrado primordialmente por médicos y enfermeros. El equipo que trata al paciente realiza las pruebas diagnósticas esenciales para determinar la severidad del accidente cerebrovascular y administra y controla los medicamentos que pueden detener la ola de eventos cerebrovasculares y evitar que ocurra más daño. El equipo también verifica los signos vitales para cerciorarse de que el accidente cerebrovascular no esté aumentando de tamaño, que no se esté produciendo ningún otro sangramiento en el cerebro, y que las complicaciones del corazón y los pulmones no den al traste con los progresos. En suma, la atención médica en esta etapa se concentra principalmente en salvarle la vida al paciente.

En el hospital general las formas que adopta la rehabilitación son más pasivas al principio; las máquinas, los tubos y el hecho de tener que permanecer en cama pueden limitar la actividad del paciente. Se da inicio a terapias sencillas para mantener el rango— o arco—de movimiento, prevenir contracturas (lo que ocurre cuando la inmovilidad causa que el músculo se acorte y provoque dolor) y proporcionar estímulo.

El proceso de volver a la vida comienza en este momento en el hospital general. Todos los días se viste al paciente—desde pantalón y camisa hasta zapatos y calcetines—y se le prepara para el trabajo de ese día—incluso para tareas que pueden parecer tan limitadas o sencillas como los ejercicios para mantener el arco de movimiento. Si se comienza enseguida el proceso de rehabilitación el paciente inmediatamente recupera algún control sobre su vida, lo cual disminuye su ansiedad y le infunde esperanza para el futuro.

El Fenómeno de la Rehabilitación

No hay ninguna regla fija para la rehabilitación y no existe un solo dato que pueda predecir el éxito o el fracaso. Aun con toda la experiencia que tenemos no sabemos exactamente por qué funciona la rehabilitación. Lo que sí sabemos es que funciona.

El hecho es que resulta muy difícil medir con precisión muchos aspectos de la recuperación del cerebro, al igual que el daño que causa el accidente cerebrovascular en sí. El cerebro es en tantos sentidos un producto de múltiples factores—del medio ambiente, de la herencia, de la química—que resulta difícil evaluar y medir la forma en que funciona cuando está sano. Igualmente difícil es poder identificar con precisión cuáles son las células que funcionan y cuáles no funcionan cuando ocurre el accidente cerebrovascular.

Felizmente, sí tenemos un gran número de conocimientos a nuestra disposición.

Aunque en la mayoría de los casos la recuperación funcional espontánea ocurre dentro de los primeros tres a seis meses, muchos pacientes continúan progresando durante todo el primer año y en algunos casos durante más tiempo.

En un estudio realizado con pacientes afectados por la hemiparesia (es decir, que tenían paralizado un lado del cuerpo) el 83 por ciento mejoró su capacidad de caminar y el 54 por ciento mejoró su capacidad para alimentarse y vestirse durante el proceso de rehabilitación. Estas conclusiones tuvieron eco en otros estudios que demostraron la significativa ayuda que brindó la rehabilitación a los pacientes cerebrovasculares para poder realizar sus rutinas de aseo y cuidado personal. La rehabilitación:

- evita y reduce las complicaciones médicas que pueden poner en peligro la vida del paciente

- mantiene las capacidades funcionales restantes

Hospital de Rehabilitación: Lista de Verificación

Hay catorce elementos que el hospital de rehabilitación debe reunir. Antes de decidirse por un determinado hospital de rehabilitación, cerciórese de que estos elementos estén incluidos en el programa que le ofrezca dicho hospital:

1. Evaluación y análisis completo de la rehabilitación médica del paciente

2. Terapias físicas que se concentren en la fuerza, la resistencia y la movilidad

3. Concentración en las actividades de la vida diaria

4. Rehabilitación cognoscitiva que vuelva a capacitar al paciente y compense la pérdida de la memoria y los déficits en su capacidad para ejercer el buen juicio, la planificación y la atención

5. Terapias del habla y del lenguaje

6. Evaluación de la función de tragar y tratamiento

7. Asesoría en relación con la sexualidad

8. Programas de manejo del comportamiento y asesoría

9. Participación de la familia, así como asesoría para los familiares a fin de ayudarlos a manejar los ajustes y el estrés

10. Grupos para desarrollar las destrezas sociales y actividades de ocio

11. Reintegración a la vida en comunidad

12. Acceso a la capacitación vocacional

13. Un coordinador asignado al paciente, quien estará disponible para la familia aun después de ser dado de alta el paciente

14. Acceso al médico

- maximiza el uso de las capacidades funcionales a medida que estas se recuperan después del accidente cerebrovascular

- enseña al paciente nuevas maneras de compensar sus discapacidades

- ayuda a "reconectar" el cerebro por medio de la plasticidad neural

En resumen, la rehabilitación rehace la vida y mejora su calidad después de un accidente cerebrovascular. La mejor noticia que podríamos tener: el 82 por ciento de los pacientes que sufren un accidente cerebrovascular regresan a su vida en el hogar.

El antiguo mito de que las víctimas del accidente cerebrovascular no sobreviven suficiente tiempo para meritar la rehabilitación ya ha pasado a la historia, está fuera de moda y es completamente erróneo. Las investigaciones demuestran que el 50 por ciento de los pacientes cerebrovasculares viven durante al menos siete años y medio o más—y muchos viven más tiempo. Aún más reveladoras son las conclusiones de que aquellos que han recibido rehabilitación después del accidente cerebrovascular tienen mejor calidad de vida a largo plazo.

Los Siete Factores que Pueden Obstaculizar el Éxito de la Rehabilitación

1. Un estado severo y persistente de flaccidez en el cual la tensión muscular normal está ausente y el brazo o la pierna están completamente laxos
2. Marcada pérdida sensorial, particularmente en el caso del accidente cerebrovascular en el hemisferio derecho asociado con negligencia o negación de la enfermedad
3. Imposibilidad de tragar
4. Una disminución grave de la habilidad cognoscitiva—incluyendo dificultades del habla y del lenguaje y una incapacidad para resolver problemas, tomar decisiones o concentrarse en la tarea que se está realizando
5. Incontinencia persistente de la vejiga o los intestinos
6. Depresión grave que no responde al tratamiento
7. Falta de apoyo familiar

Los Siete Factores que Predicen el Éxito de la Rehabilitación

1. Restauración rápida y espontánea de algunos movimientos musculares voluntarios
2. Ausencia de pérdida visual o sensorial severa
3. Capacidad de tragar y comer sin ayuda después del accidente cerebrovascular
4. Habilidad cognoscitiva intacta para seguir instrucciones
5. Continencia de la vejiga y los intestinos
6. Depresión tratable
7. Apoyo de la familia y las amistades

Otra historia de éxito en la rehabilitación: los pacientes cerebrovasculares que han recibido rehabilitación—en un hospital de rehabilitación—en oposición a un hogar para ancianos o convalecientes-han progresado de un bajo nivel de función a un alto nivel en menos tiempo. ¿Por qué recalcar este punto? Un importante estudio publicado recientemente en *Journal of the American Medical Association* ha confirmado que si el seguro de salud del paciente es un plan de atención médica administrada, tendrá mayores probabilidades de ser internado en un hogar para convalecientes y ancianos después del accidente cerebrovascular. Lo que es más importante: si esto llegara a suceder, el paciente tendrá menos probabilidades de progresar tan bien—y tres veces menos probabilidades de poder regresar a la vida en el hogar.

Por último, la rehabilitación también ha resultado, en el análisis final, menos costosa. Los beneficios continúan manifestándose durante varios años después que el paciente sale del hospital. De hecho, en Estados Unidos se ha comprobado que cada dólar gastado en la rehabilitación ahorra hasta $44 en gastos médicos futuros.

Una Rehabilitación Realista

No está dentro de nuestras posibilidades hacer que las células muertas o las células muy afectadas por la falta de irrigación sanguínea al cerebro vuelvan a la vida. Pero sí podemos lograr que usted y su ser querido recuperen mucho de lo que han perdido. Nuevas maneras de hacer las mismas cosas. Nuevas maneras de lidiar con la situación y seguir adelante.

Con esto en mente veamos las seis metas que debe—y puede lograr un buen programa de rehabilitación:

Meta No. 1: Evaluar, Evaluar y Volver a Evaluar

La rehabilitación de un paciente cerebrovascular es un proceso fluido y caracterizado por el cambio constante. Las necesidades deben evaluarse en forma continua y las metas de la rehabilitación deben reflejar cualquier cambio. En otras circunstancias, hacer una historia clínica completa y un examen físico exhaustivo podrían ser suficientes. Pero en la rehabilitación después de un accidente cerebrovascular varios médicos, terapeutas, sicólogos y profesionales del hospital necesitarán examinar al paciente y analizar su situación. Un plan de rehabilitación sólido debe tomar en consideración toda la información y opiniones que aporten los distintos profesionales, así como las necesidades, el potencial y las metas individuales del paciente.

Meta No. 2: Evitar Complicaciones a Cualquier Precio

Un buen equipo de rehabilitación no sólo ayudará a mejorar la situación, sino que también se mantendrá alerta para cerciorarse de que esta no empeore. El equipo de rehabilitación intentará prevenir que surjan complicaciones debidas al deterioro de la piel, infecciones de la vejiga, falta de una nutrición adecuada y neumonía. La calidad de la atención médica que recibe el paciente y la frecuencia de las visitas del médico pueden tener un gran impacto en los resultados.

Meta No. 3: Proporcionar un Ambiente Estructurado, Coherente y Seguro

El hospital de rehabilitación proporciona al paciente un consolador sentido de familiaridad. Las rutinas son constantes y coherentes. Los tratamientos están diseñados para ofrecer retos al paciente de acuerdo con sus habilidades y necesidades, y, al mismo tiempo, establecen metas realistas. No menos importante es el hecho de que los terapeutas tienen mucha paciencia. Las lecciones se repetirán una y otra vez y se reforzarán en forma constante hasta que sean asimiladas.

Meta No. 4: Enseñar Estrategias para Sobrevivir

Un buen equipo de rehabilitación aprovechará al máximo aquellas funciones que aún queden intactas, enseñando estrategias para compensar las que estén ausentes. La flexibilidad es la clave en este caso: el terapeuta sugerirá gestos si el paciente no logra hablar. Sugerirá el uso de un cuaderno para anotar las rutinas y pensamientos si se ha perdido la memoria. Sugerirá andadores, bastones o soportes si la fuerza o el equilibrio se ha afectado.

Meta No. 5: Animar, Exhortar y Estimular

Subraye lo positivo. Puede parecer una frase gastada, pero es una verdad como una casa y un hecho indiscutible para lograr el éxito en la rehabilitación. Tal vez el paciente no pueda volver a trabajar, pero es posible estimularlo para que utilice las capacidades que aún tiene para moverse en la silla de ruedas. Es posible que el paciente no pueda hablar, pero es posible animarlo a que se comunique mediante el uso de dibujos y gestos. Recuerde, el optimismo se aprende y puede ser contagioso. También puede ayudar a que el éxito sea una realidad.

Meta No. 6: Subrayar las Actividades Prácticas

La teoría está muy bien—hasta un punto. Ayuda a establecer la base: la función debe traducirse en acción. Son las necesidades prácticas y cotidianas las que logran que el paciente se levante y se mueva. Como veremos más adelante, es necesario repetir las tareas funcionales para redirigir las células del cerebro y sus conexiones. Debe animarse al paciente a utilizar el brazo y la pierna que están afectados. Son las funciones diarias las que lo ayudarán a reintegrarse a la vida en comunidad: a hacer un cheque, a ir al supermercado para comprar los víveres, a vestirse y cepillarse los dientes. Estas sencillas y cotidianas rutinas pueden hacer más para fortalecer la autoestima, la motivación, la confianza y el progreso del paciente que todas las pruebas del mundo.

Los Integrantes del Equipo de Rehabilitación

Ya hemos hablado de los excelentes resultados que puede lograr un equipo productivo y con experiencia. Hemos analizado los diferentes tipos de mejoría que es posible lograr alcanzando metas realistas. Pero ya se sabe que el equipo de rehabilitación será solamente tan eficaz como lo sean sus integrantes. Antes de hablar de las terapias de rehabilitación específicas, veamos brevemente quiénes son los integrantes del equipo de profesionales que el centro de rehabilitación pondrá a su disposición para ayudarle a armar el rompecabezas.

El médico especializado en rehabilitación. Este es el líder del equipo, el médico que supervisa todos los aspectos del proceso coordinando la atención médica, controlando los medicamentos y supervisando todas las terapias. Es posible que se trate de un neurólogo o de un internista especializado en trastornos cerebrovasculares, o es posible que se trate de un fisiatra, el médico que se especializa específicamente en la rehabilitación.

El neurosicólogo. Es quien estudia la singular relación que existe entre el cerebro y el comportamiento. El neurosicólogo realizará las pruebas neurosicológicas para establecer el diagnóstico, evaluar las capacidades cognoscitivas, los problemas del comportamiento y la estructura sicológica. Él y su personal también proporcionarán terapia individual, familiar y de grupo.

El terapeuta del habla o logopeda. Este terapeuta evalúa y trata los trastornos relacionados con el lenguaje—su uso, comprensión, lectura, escritura y capacidad para articular los sonidos. También participará activamente en los aspectos cognoscitivos de la rehabilitación, los cuales incluyen las destrezas de la memoria, el razonamiento abstracto, la capacidad para tomar decisiones, el tiempo de atención y hasta la interacción social. Todo ello ayuda al paciente a redescubrir el arte de la conversación.

El terapeuta ocupacional. Yendo mucho más allá de ayudar al paciente a realizar las actividades de la vida diaria, este terapeuta supervisará las rutinas prácticas que restauran una vida normal. También proporcionará ejercicios para desarrollar el control de los dedos y las manos, la coordinación entre las manos y los ojos, y mucho más. En suma, el terapeuta ocupacional es quien enseña al paciente a recuperar las funciones que necesita para reintegrarse a la vida en sociedad.

El terapeuta de respiración. Este terapeuta atiende al paciente si el mismo experimenta dificultades con la respiración, a fin de evitar complicaciones e infecciones como la neumonía.

El dietista clínico. Después de sufrir un accidente cerebrovascular las necesidades de nutrición del paciente cambian. Por este motivo el dietista es uno de los integrantes más importantes del equipo de rehabilitación. La pérdida de peso, la necesidad de alimentos que ayuden a controlar los problemas intestinales, las instrucciones para que el paciente reciba una dieta especial destinada a evitar las dificultades al tragar, todos estos factores y muchos otros son responsabilidad del dietista.

La Regla de Oro

Visite siempre el centro de rehabilitación que esté considerando. Confíe en su intuición y abra bien los ojos. Cerciórese de que el hospital mantenga una buena limpieza y cuente con suficiente espacio para todas las terapias que es necesario administrar. Hable con el personal. Observe a los profesionales. Cerciórese de que el centro cuente con suficiente personal y que los profesionales estén atentos a las necesidades de los pacientes. Anote sus preguntas antes de visitar el centro y hágalas.

El enfermero o enfermera de rehabilitación. Además de atender a las necesidades médicas del paciente, su higiene personal y el control de la vejiga y los intestinos, el enfermero o enfermera de rehabilitación ayuda al paciente a lograr sus metas de terapia durante el tiempo que no se dedica específicamente a las sesiones terapéuticas. Es posible que la enfermera asista al paciente para que practique cómo debe sentarse en la silla de ruedas y trasladarse de la misma a otro lugar. También puede reforzar el uso correcto del tenedor y el cuchillo.

El especialista vocacional. La capacidad de vivir independientemente es un elemento importante en el "credo" de la rehabilitación, y este terapeuta ayuda al paciente a alcanzarlo. Al evaluar las destrezas laborales anteriores y aquellas que el paciente puede transferir a otros tipos de trabajos, el especialista vocacional puede ayudar al paciente a reincorporarse a la vida en comunidad en forma más positiva. Con frecuencia este terapeuta llega al hospital a través de una agencia comunitaria externa.

El consejero de rehabilitación. Se trata de un especialista en el comportamiento que tiene mucha participación en todo lo relacionado con las implicaciones emocionales del accidente cerebrovascular para el paciente. ¿Está el paciente iracundo? ¿Demasiado ansioso? ¿Letárgico y deprimido? El consejero especializado en rehabilitación proporciona terapia para tratar problemas específicos del comportamiento. Un buen consejero también trabaja activamente con la familia del paciente, enseñándole las técnicas que pueden utilizar para ayudar al paciente a lidiar mejor con la situación. Igualmente, el consejero ayudará a establecer metas realistas a largo plazo.

En el Principio . . .

Lo hemos oído y hasta repetido miles de veces: la necesidad es la madre de todas las ciencias. La rehabilitación no es una excepción a la regla. La Segunda Guerra Mundial dejó a miles de jóvenes con severas discapacidades, desde miembros amputados hasta lesiones cerebrales. La rehabilitación comenzó con los enfermeros que realizaban terapias rudimentarias destinadas a promover la recuperación. De ahí evolucionó hasta llegar a ser lo que hoy es.

El coordinador del caso. Memorice su nombre. Como miembro de la familia del paciente, usted estará en comunicación constante con este integrante del equipo de rehabilitación. Esta es la persona a quien usted acudirá con sus preguntas, a quien planteará sus problemas y necesidades. El coordinador del caso es el vínculo entre usted y su seguro de salud y la persona que explicará a toda la familia en qué consisten las distintas terapias. Le proporcionará los contactos con los grupos de apoyo, ofrecerá comprensión humana y sensibilidad. Trabajará con el aspecto financiero del caso. Lo que es aún más importante es que el coordinador del caso será su mejor aliado. En el futuro, mucho tiempo después que su ser querido regrese a la vida en el hogar, el coordinador del caso seguirá estando a su disposición cuando tenga una pregunta o duda, un problema o simplemente necesite desahogarse.

Estos son los profesionales que integran el equipo de rehabilitación—los jugadores—su enfoque y su papel. Pero aunque el todo es mucho mayor que sus partes, ninguna de las partes es insignificante. Nada de eso. Por el contrario, ha llegado el momento de adentrarnos en los diferentes tipos de terapias para que usted pueda entender cada uno de los elementos del programa de tratamiento en el cual participarán usted y el paciente en el centro de rehabilitación. Veamos cada terapia, comenzando con la más básica: la terapia física y del movimiento.

CAPÍTULO 12

Hacia la Recuperación: Fisioterapia

Cuando tuve el accidente cerebrovascular lo peor fue la dependencia. Yo trataba y trataba, pero por más que lo intentaba no podía caminar ni del closet a la puerta. No me podía mover solo ni de la cama al baño.
—Un abuelo de 68 años que sufrió un accidente cerebrovascular

La terapia física es un componente vital del proceso de rehabilitación, y puede contribuir mucho a restaurar la capacidad del paciente para depender de sí mismo, dándole más confianza y autonomía, como ilustran estos ejemplos:

- Al despertar, Gabriela reconoció a su esposo que estaba de pie al lado de la cama. Sabía que él le estaba dando fricciones en la pierna derecha, pero sólo porque lo veía. No tenía sensación alguna en la pierna. Era un peso muerto; pertenecía a otra persona. Unas semanas más tarde, sin embargo, después de hacer ejercicios intensivos, sintió algo. Era una sensación muy ligera, pero el movimiento comenzaba a regresar.

- Con la ayuda del fisioterapeuta Leonardo se levantó de la silla de ruedas y se aferró a las barras paralelas, exactamente igual que lo había hecho día tras día durante la última semana. Tenía que caminar desde un lado hasta el otro sosteniéndose de las barras para no caerse. Era una tarea que le tomaba cinco minutos en lugar de los pocos segundos que tendría que emplear otra persona—una que no hubiese tenido, como él, un accidente cerebrovascular. Había hecho este mismo ejercicio una y otra vez. Pero hoy era diferente. Hoy su terapeuta le había traído un andador. Hoy le tocaba aprender que el progreso se logra en pequeños pasos.

- Cuando Margarita se sentó en la silla de ruedas, pensó que lo único que tendría que hacer era empujar las ruedas con las manos. Nada muy complicado. Pero estaba equivocada. Pronto vio que, al igual que cuando aprendemos a guiar un auto, para manejar una silla de ruedas también es necesario aprender algunas cosas básicas. Vio que las escaleras y los contenes pueden ser enemigos acérrimos y que la lluvia significaba charcos que era necesario evitar a toda costa.

Estas son personas que actualmente están pasando por la rehabilitación física—un componente esencial del proceso de recuperación. La renovada fuerza, movilidad y resistencia que logra la fisioterapia se traducen directamente en un mayor grado de independencia. A su vez, la independencia se traduce en una renovada confianza en la propia capacidad para no tener que depender de otras personas, lo cual contribuye al éxito de todos los demás aspectos de la rehabilitación porque ayuda a mantener vivas la motivación y la esperanza.

El diseño del programa de fisioterapia es distinto para las diferentes partes del cuerpo y para los diversos problemas que causa el accidente cerebrovascular. Las extremidades superiores, las extremidades inferiores, la parálisis, la espasticidad, son todos obstáculos que requieren un tipo especial de ejercicios y equipos. Lo más común es que el terapeuta ocupacional trabaje con las extremidades superiores pero, en algunos centros, el fisioterapeuta será quien trate tanto las extremidades superiores como las inferiores.

Dependiendo de la localización y severidad del accidente cerebrovascular que haya tenido el paciente es posible utilizar una o todas las distintas técnicas terapéuticas disponibles para contribuir al proceso de rehabilitación.

El Factor FRM

Antes de pasar a describir los diversos elementos que componen la fisioterapia, es fundamental que tengamos siempre presente lo siguiente: sea cual sea el ejercicio o el equipo que se utilice, o la severidad o localización del accidente cerebrovascular, la meta de la rehabilitación es siempre la misma: lograr la independencia física.

Esta se adquiere por medio de varias terapias que desarrollan lo que llamamos el Factor FRM:

- **Fuerza.** El accidente cerebrovascular puede debilitar los músculos más fuertes. Es necesario desarrollarlos y tonificarlos.

- **Resistencia.** Estar enfermo por un largo tiempo trae como resultado la inactividad, la cual, a su vez, disminuye la capacidad de la persona para llegar al final del día sin períodos de descanso frecuentes. Con ejercicios de fisioterapia específicos se pueden mejorar la resistencia y el desempeño en general.

- **Movilidad.** Para lograr la independencia total el paciente debe aprender a moverse, a trasladarse de un lugar a otro, sea en silla de ruedas o utilizando un andador, bastón o caminando sin ayuda.

La Evaluación de Fisioterapia

Para realizar una evaluación eficaz el fisioterapeuta debe conocer:

- los antecedentes del paciente en cuanto al aspecto cardiovascular y su estado actual
- cualquier problema que afecte el sistema respiratorio
- su estado con respecto a la nutrición
- su edad y cualquier problema relacionado con la edad
- sus antecedentes sociales

El factor FRM es el más afectado por dos consecuencias físicas del accidente cerebrovascular: la parálisis y la espasticidad. Sea el lado derecho o el lado izquierdo el que esté afectado, o sean las extremidades superiores o inferiores, son estos dos problemas los que más obstaculizan la independencia física. A ellos debe estar dirigida la terapia. Uno es la imposibilidad de moverse en lo absoluto; el otro es la falta de equilibrio entre la tensión muscular y el movimiento. Ambos crean otros problemas físicos tales como la hinchazón (edema) o el dolor, pero ambos pueden beneficiarse de diversas modalidades terapéuticas. Veamos.

Problema Físico 1: Parálisis

La hemiplejía o parálisis en un lado del cuerpo es una de las consecuencias comunes del accidente cerebrovascular. La parálisis significa que el movimiento en el lado afectado puede ser difícil o estar ausente, o que la persona no puede hacer ningún movimiento voluntario. La persona paralizada como consecuencia de un accidente cerebrovascular podría sentir que tiene el cuerpo laxo o fláccido. Aunque no se pueda mover, es posible que sienta dolor.

La parálisis temporal o de menor grado por lo regular no afectará el resultado final de la rehabilitación. Sin embargo, si la parálisis es significativa, puede estar asociada con déficits funcionales y lo más probable es que se manifieste en combinación con otros problemas. Un estudio ha revelado que los pacientes cerebrovasculares con disfunción motora severa también experimentan dificultades para tomar decisiones, comunicarse y percibir los estímulos sensoriales, todo lo cual puede afectar negativamente su rehabilitación.

Por suerte, si la rehabilitación comienza en una etapa temprana del proceso, es posible circunvenir una parte del daño causado por el accidente cerebrovascular a la tonicidad muscular y al equilibrio, y prevenir la espasticidad, independientemente del grado de parálisis.

La Posición Correcta es ¡Fundamental!

Colocarse en la posición correcta, particularmente si se trata de una persona que está paralizada, es importantísimo. Siga estas pautas:

- **Al sentarse en una silla.** Los pies deben estar planos y apoyados contra el suelo. La silla debe ser firme pero cómoda para que pueda brindar un apoyo adecuado. El peso debe estar distribuido en forma pareja sobre las caderas.

- **Al sentarse en la cama.** No se recomienda esta posición por un tiempo prolongado. Se aplican los mismos principios anteriores, con la salvedad de que es importante que la cabeza esté bien

- **Al acostarse sobre el lado no afectado.** El cuerpo del paciente debe estar ligeramente inclinado hacia delante. El brazo debe estar bien extendido hacia delante y apoyado en una almohada. Se puede usar una almohada debajo de la cabeza y otra contra la espalda para proporcionar más comodidad. El pie también debe estar apoyado en una almohada.

- **Al acostarse sobre el lado afectado.** Esta es la posición preferible mientras el paciente se encuentre acostado, porque crea peso, lo cual, a su vez, promueve la fuerza y la tonicidad muscular. El hombro afectado debe estar extendido hacia fuera y hacia delante, con la palma de la mano hacia arriba. Se puede colocar una almohada debajo de la pierna no afectada y detrás de la espalda para proporcionar mayor comodidad.

La terapia para tratar la parálisis implica lo siguiente:

- Ejercicios con pesos, a fin de normalizar la tonicidad muscular. Ello significa poner pesos en el pie paralizado para que los músculos trabajen algo.

- Incorporar las instrucciones referentes a la posición correcta en la rutina para evitar problemas que pueden inhabilitar las articulaciones, causar úlceras de presión y edema o hinchazón. El paciente aprenderá a sentarse en la silla de manera que ambas caderas y ambas nalgas soporten el mismo peso. Repetidamente cambiará de posición durante el día para evitar las úlceras de presión.

- Técnicas para mantener el equilibrio, promover la relajación y la buena postura, que contribuyen a revertir la falta de tonicidad muscular y la comunicación inapropiada de los músculos, las cuales traen como resultado que el paciente se apoye demasiado en un solo lado.

Problema Físico No. 2: Espasticidad

Casi todos hemos visto a personas que sufren de espasticidad. Hemos notado el esfuerzo adicional que tienen que hacer para poder poner un pie delante del otro o mover el brazo o la mano. Es como si el cuerpo tuviera una voluntad propia, ajena a la de uno, y forzase a los brazos y a las piernas a ir donde no quieren.

La espasticidad es, literalmente, un desequilibrio en la tensión muscular debido al mal funcionamiento de un conjunto de pasajes en el cerebro que causa el accidente cerebrovascular. Este mal funcionamiento provoca una resistencia al movimiento pasivo. Por ejemplo, si la persona trata de enderezar el codo para ponerse la blusa o camisa, los músculos de un lado del codo se resisten al movimiento, impidiendo al brazo moverse en la dirección deseada.

El resultado es una contracción prolongada, una tensión extrema que no sólo puede ser sumamente frustrante, sino también dolorosa. La espasticidad puede causar que el brazo o la pierna den la impresión de estar congelados.

Tensión Física

Con frecuencia la parálisis es temporal. No obstante, aunque la tonicidad muscular y la acción refleja se restauren, ello no quiere decir que el paciente pueda moverse inmediatamente en forma normal. Es posible que tenga espasticidad y no pueda moverse debido a una tonicidad muscular exagerada o tensión.

Por lo regular la espasticidad y la parálisis se manifiestan conjuntamente. El paciente puede experimentar tensión espástica en el brazo, lo cual causa que el brazo se doble fuertemente en el codo, mientras, al mismo tiempo, los músculos de la pierna la mantienen estirada hacia delante, como si fuera una tabla. Otros pacientes podrían experimentar la espasticidad muscular solamente cuando se sienten estresados o demasiado estimulados.

La ansiedad, tener la vejiga llena, el estreñimiento y cualquier dolor que pudiera parecer insignificante como, por ejemplo, una uña enterrada en el pie, aumentan la espasticidad. Los medicamentos pueden ayudar, pero es necesario tomar en consideración los demás irritantes—como los mencionados—antes de recetar cualquier medicamento.

Los medicamentos más eficaces son el baclofén, la tizanidina, el dantrolene y el diazepam. Estos fármacos pueden tener efectos secundarios que incluyen debilidad y somnolencia, pero en la mayoría de los casos su manejo es fácil.

La espasticidad también mejora con los ejercicios para desarrollar el rango—o arco—de movimiento, los cuales se concentran en relajar y aflojar los músculos contraídos y espásticos. Estos ejercicios están diseñados para:

- disminuir la tonicidad muscular y mejorar la función del músculo

- inducir la posición apropiada del cuerpo, a fin de proteger las extremidades y evitar que se lesionen

- prevenir la contractura, la cual acorta los músculos que rodean una articulación y permiten una movilidad muy limitada

- enseñar al paciente cerebrovascular a funcionar a pesar de la espasticidad, a moverse o ponerse de pie sobre la pierna espástica—lo cual evita la posibilidad de que se reduzca demasiado la tonicidad. Si esto llegara a suceder, la pierna podría ser aún menos útil.

Los "Milagros" de la Ciencia Moderna: El Botox® y las Bombas de Medicamentos

En el caso de muchas personas que sobreviven un accidente cerebrovascular los medicamentos y el ejercicio no proporcionan suficiente alivio. Por fortuna tenemos otros trucos en la manga. Dos de los "milagros" de la ciencia moderna son el Botox® y el baclofén intratecal (también conocido por su abreviatura inglesa, ITB). Es lamentable que estos dos medicamentos sean tan poco utilizados por los médicos—y por los pacientes cerebrovasculares—porque no están plenamente conscientes de su valor o simplemente no saben usarlos.

Esa vieja enemiga y nueva aliada, la toxina botulínica (Botox®) puede inyectarse en forma segura en los músculos individuales del brazo o la pierna. Aunque se deriva de la misma toxina que solía invadir las latas de tomates en conserva de la abuela, esta toxina se puede utilizar en forma muy diluida para debilitar los músculos hiperactivos permitiendo, por ejemplo, abrir el puño en la mano espástica.

En su forma diluida, la toxina botulínica se utilizó originalmente para tratar a personas con blefaroespasmo (párpados hiperactivos que causan un parpadeo demasiado frecuente). Unas pocas inyecciones en los párpados y el parpadeo e hiperactividad se controlaban durante tres meses. Para los científicos no fue nada sorprendente percatarse de que el Botox® se podía utilizar en forma segura para debilitar otros músculos demasiado activos en otras partes del cuerpo, particularmente después de un accidente cerebrovascular.

Durante el período de recuperación que sigue al accidente cerebrovascular la espasticidad de los músculos de la mano y del brazo puede impedir que el paciente aproveche al máximo la fuerza que vaya recobrando. Al debilitar un poco los músculos espásticos e hiperactivos, los músculos que comienzan a moverse tendrán un arco de movimiento más amplio y será posible fortalecerlos aún más durante la rehabilitación, puesto que el paciente podr beneficiarse al máximo de los ejercicios. Si no pudiese, por ejemplo, abrir el puño debido a la espasticidad que, además, le causa dolor, dificulta el aseo

Las Muchas Ramas del Árbol

Si uno de sus seres queridos sufre un accidente cerebrovascular, estos son algunos de los diversos tipos de ejercicios que hará en el centro de rehabilitación durante las sesiones de fisioterapia:

• Ejercicios de estiramiento para evitar que los músculos se acorten y se produzcan contracturas

• Un programa de ejercicios que primeramente se hacen sin pesos, y después, gradualmente, van incorporando pesos ligeros en los tobillos y muñecas

• Ocasionalmente se utiliza el estímulo eléctrico para ayudar a dotar de más energía a un músculo debilitado y mantener la tonicidad muscular

• Ejercicios acuáticos en la piscina donde, gracias al agua y a la capacidad del cuerpo para flotar, el movimiento se facilita.

o el proceso de abotonarse la camisa al vestirse, el Botox® puede relajar estos músculos y disminuir el dolor. Lo que es más importante aún es que, aunque tal vez el Botox® no aumente la capacidad para utilizar el brazo en esta situación en particular, con toda certeza aumentará la calidad de vida.

Parece cosa de alta tecnología, o incluso de ciencia-ficción, pero el procedimiento es muy sencillo y no es necesario hospitalizar al paciente. Utilizando una aguja muy pequeña y fina el médico localiza con exactitud los músculos hiperactivos e inyecta una pequeña cantidad de líquido transparente: el Botox®. La toxina recorre una corta distancia, encuentra el lugar donde el nervio se adentra en el músculo y causa una debilidad temporal. Normalmente toma de dos a tres semanas percibir el beneficio. Y, aunque tal vez no parezca una buena noticia, sí lo es: la debilidad es temporal y dura solamente de tres a cinco meses. ¿Por qué insistimos en que es una buena noticia? Pues porque durante este tiempo de "debilidad" inducida por el medicamento el terapeuta trabaja con ejercicios para mantener relajados los músculos y hacerlos más funcionales, desarrollando más la fuerza del brazo con cada día que pasa. No obstante, aun contando con la rehabilitación física la mayoría de los pacientes cerebrovasculares podrían necesitar inyecciones cada tres a cuatro meses. Ello no causa ningún problema puesto que el Botox® no tiene efectos secundarios graves y casi todos los seguros de salud cubren su uso para estos fines.

El Botox® funciona mejor en los músculos más pequeños del brazo porque sólo es posible inyectar una pequeña dosis cada vez. Los músculos más grandes de las piernas necesitan una dosis más alta de la toxina—lo cual limita la utilidad del Botox® en este caso.

Aquí entra en juego el baclofén intratecal.

El baclofén intratecal es más eficaz para tratar la espasticidad en las extremidades inferiores. Muchas de las personas que han sobrevivido un accidente cerebrovascular necesitan tanto la terapia con Botox® como la terapia con baclofén intratecal: el Botox® se usa en los músculos pequeños del brazo y la mano y el baclofén intratecal en las piernas. Es una combinación perfecta.

Cuando se administra en forma de tabletas, el baclofén puede causar mareos y somnolencia si se toma en dosis altas. Además, no es tan eficaz en el tratamiento de la espasticidad de origen cerebral. Una pequeña bomba de titanio que fabrica Medtronic Corporation resuelve este problema mediante la administración intratecal, a través de la cual se introducen cantidades muy pequeñas de baclofén directamente en el líquido cerebrospinal. La bomba tiene aproximadamente el tamaño de un disco de hockey y se puede colocar bajo la piel sin causar incomodidad. El médico puede ajustar la dosis de baclofén que se bombea al cuerpo tantas veces como sea necesario utilizando una computadora y una varilla que se coloca sobre la piel. En el caso de algunos pacientes este procedimiento puede reducir drásticamente la espasticidad y el dolor.

A fin de determinar si el paciente es un buen candidato para recibir el baclofén intratecal, el médico podría recomendar una prueba con el medicamento. El procedimiento tampoco requiere hospitalización. Se realiza en la clínica una simple punción espinal para introducir una pequeña cantidad de baclofén en el fluido espinal. Durante las próximas horas la enfermera y el fisioterapeuta mantienen al paciente en observación constante para detectar cualquier cambio en la tonicidad muscular. Cualquier cambio, por pequeño que sea, es positivo. Cuánto sea el cambio, en sí, no es tan importante como el hecho de obtener una respuesta al medicamento. Si la espasticidad disminuye después de la inyección (según la medida que se tome utilizando la Escala Ashworth), es posible que el paciente sea un buen candidato para que se le implante la bomba de baclofén intratecal.

La terapia con baclofén intratecal ha constituido una diferencia extraordinaria en la vida de muchos pacientes al disminuir la hipertonicidad en las piernas, y permitirles volver a caminar, poder trasladarse con menos esfuerzo de la silla de ruedas a la cama o viceversa, sentarse en la posición correcta en la silla de ruedas, y, lo más importante de todo, aliviar el dolor.

La bomba y la batería que mantiene a la misma en operación duran de cinco a siete años y se reemplazan fácilmente mediante un procedimiento que no requiere hospitalización. Normalmente el paciente regresará a la clínica, como promedio, cada dos o tres meses, para rellenar la bomba. Esto se logra mediante una inyección para llegar al tanque de reserva de la bomba, extraer el medicamento que quede y rellenarlo para otros dos o tres meses de uso.

Aunque es costosa, la terapia con baclofén intratecal también está cubierta por numerosos seguros de salud y puede constituir una diferencia fundamental para mejorar la calidad de vida del paciente y su capacidad para funcionar.

"Manual de Ejercicios Básicos" Las Muy Particulares Necesidades de las Piernas, los Tobillos y los Pies

Es evidente que sin las piernas no nos podríamos mover de un lado a otro ni caminar. A fin de ayudar al paciente a lograr la movilidad independiente—o ambulación—se le enseña una serie de ejercicios en el gimnasio de fisioterapia. El equipo del gimnasio incluye todo lo necesario, desde una estera especial para ejercicios, barras paralelas y piscina hasta andadores y bastones. (Las extremidades superiores caen dentro del reino del terapeuta ocupacional y por eso en el próximo capítulo encontrará abundante información sobre los ejercicios para el cuello, los hombros, brazos y manos).

Algunas de las situaciones que son únicas en el caso de las extremidades inferiores:

Dificultades en la Marcha y Ambulación

En qué consisten: Antes de comenzar la fisioterapia es necesario evaluar al paciente. Es posible que el terapeuta le pida que intente sostenerse de las barras paralelas y ponerse de pie. Con frecuencia el paciente paralizado podrá sostener su peso sobre la pierna débil pero debe aprender la secuencia apropiada de movimientos para caminar y la forma en que puede utilizar la pierna paralizada para avanzar en la marcha.

El tratamiento incluye: ejercicios para desarrollar el rango o arco de movimiento, ejercicios para fortalecer los músculos, ejercicios en las barras paralelas, actividades para mejorar el equilibrio e instrucciones para utilizar un andador con ruedas y bastones de cuatro patas.

Se enseñan a los familiares: las técnicas apropiadas para montar al paciente en el auto y bajarlo, así como a trasladarlo de un lugar a otro si el paciente puede hacer visitas.

Debilidad Motora, Falta de Coordinación y Contracturas

En qué consisten: No poder usar las piernas produce más debilidad y más pérdida de tonicidad muscular. También crea trastornos del equilibrio y un problema muy doloroso llamado contractura, es decir, una contracción que acorta los músculos de las piernas, los tobillos y los pies, dificultando la movilidad y produciendo dolor.

El tratamiento incluye: dispositivos ortóticos tales como plantillas o soportes en los zapatos, soportes para las piernas y tobillos que mantienen las articulaciones y los músculos intactos y estables; ejercicios para desarrollar el arco de movimiento, medicamentos para tratar la espasticidad y observación de la pierna no afectada. Evidentemente se trabaja más con esta extremidad durante las sesiones de ejercicios, lo cual, a veces, crea demasiado estrés y distensión.

Se enseña a los familiares: a incluir los ejercicios en la rutina diaria. Se les enseña la forma correcta de colocar y retirar las ortosis para que las posiciones no den lugar a contracturas.

Manual de Ejercicios Básicos

Los ejercicios para desarrollar el arco de movimiento son la columna vertebral del régimen de fisioterapia. Ayudan a tonificar los músculos, evitan la dolorosa contractura y fortalecen las extremidades superiores e inferiores debilitadas. Estos ejercicios se clasifican en distintas etapas. Progresar de una etapa a otra indica mejoría:

- **Rango o arco de movimiento pasivo**. El terapeuta o los familiares del paciente mueven las extremidades.

- **Rango o arco de movimiento activo con ayuda**. El paciente hace algunos de los ejercicios solo, pero necesita la ayuda de alguien que lo guíe a través de otras rutinas.

- **Rango o arco de movimiento activo**. El paciente hace por sí mismo todos los ejercicios.

- **Rango o arco de movimiento activo con resistencia**. El paciente utiliza pesos al hacer los ejercicios para mejorar los resultados.

Los Tres Requisitos para Caminar

Tres destrezas que necesitamos para comenzar a caminar:

- **Fuerza**. El paciente debe tener suficiente fuerza en una pierna, como mínimo, y en el torso. El brazo no afectado debe ser capaz de sujetar un bastón o andador. También debe ser capaz de mantener el equilibrio por sí solo o con la ayuda de un andador o bastón.

- **Sensación**. Es necesario que el paciente tenga una capacidad sensorial adecuada, incluyendo percepción del espacio. Debe ser capaz de determinar si la pierna está doblada mientras camina. Debe tener una idea de cuán lejos o cuán cerca está un objeto.

- **Visión**. Sencillamente es necesario que el paciente vea para saber adónde se dirige.

Edema

En qué consiste: La falta de movimiento o el estar sentado mucho tiempo en la silla de ruedas puede provocar edema—es decir, hinchazón en las piernas—la cual puede resultar más que incómoda. El edema puede conducir a la flebitis o producir esos peligrosos coágulos de sangre que se desprenden y desplazan a los pulmones.

El tratamiento incluye: medicamentos para reducir la hinchazón y la retención de líquido y evitar que se formen coágulos. También se usan calcetines, medias y guantes elásticos. Elevar las piernas y los brazos ayuda igualmente a disminuir la hinchazón.

Se enseña a los familiares: la posición correcta para la pierna o brazo afectado. Se les enseña a colocar las vendas elásticas para lograr la compresión, así como a detectar cualquier señal de dolor causado por flebitis, calor e hinchazón.

Para Evitar las Caídas

El paciente que ha sufrido un accidente cerebrovascular puede evitar las caídas si toma las siguientes precauciones:

- asegurarse que le han dado autorización para caminar sin ayuda
- usar siempre un soporte o bastón, según las instrucciones recibidas
- limitar los paseos en ambientes con demasiadas distracciones, por ejemplo, una habitación donde hay mucho ruido o muchas personas, o una habitación con poca iluminación con la cual no esté familiarizado
- moverse despacio, puesto que los movimientos impulsivos y rápidos pueden hacerle perder el equilibrio . . . y caer
- cerciorarse de que las alfombras estén sujetas al piso en forma segura
- eliminar todas las alfombras que no estén sujetas al piso
- usar luces nocturnas para no quedar en completa oscuridad

Soportes, Ortosis, Zapatos Especiales, Barras Paralelas y Otras Herramientas del Oficio

El pianista necesita un piano y el pintor su caballete y sus óleos. En forma similar, cada terapeuta necesita contar con determinadas herramientas para crear un buen programa de rehabilitación. Veamos brevemente algunas de las herramientas que necesita y utiliza el fisioterapeuta:

Herramientas del Mundo Físico 1: Soportes y Ortosis

Frecuentemente el control del tobillo se convierte en un problema cuando las extremidades inferiores están débiles. Es posible que una persona que ha sobrevivido un accidente cerebrovascular experimente dificultad al caminar porque no puede levantar el pie. El pie se arrastra, un problema al que llamamos "pie caído". Tal vez el pie se vire hacia dentro, un problema llamado "inversión", aunque la persona desee mantenerlo recto. Igualmente, es posible que el paciente no pueda "sentir" la posición que adoptan el tobillo y el pie. Debido a los problemas sensoriales y cognoscitivos, es muy posible que se caiga.

Los soportes y otros tipos de ortosis ayudan a estas personas a caminar. La ortosis moldeada para tobillo y pie (conocida en inglés como AFO) se extiende hacia arriba desde la planta del pie, por detrás de la pantorrilla, hasta la rodilla. Hecha de plástico, normalmente se diseña en forma individual para que quepa dentro del zapato. Es necesario comprar zapatos que sean medio tamaño más grandes para poder acomodar el soporte. Este dispositivo ortótico:

- proporcionará apoyo a los músculos debilitados

- protegerá el tobillo y el pie para que no sufran ningún trauma

- ayudará a mantener la postura correcta

- ayudará a crear un patrón de marcha apropiado

Los pacientes deben inspeccionar periódicamente los dispositivos ortóticos para asegurar que los mismos no irriten la piel.

El Trastorno Llamado Apraxia

A veces la persona se puede mover y puede sentir pero no es capaz de hacer cosas tan sencillas como sostener el tenedor en la mano, caminar o peinarse. En otras palabras, a veces el movimiento no es el único problema a considerar.

Esta situación se conoce con el nombre de *apraxia* y se observa frecuentemente en el paciente cerebrovascular. Si no lo piensa, el paciente puede mover espontáneamente un pie y colocarlo frente al otro, pero si piensa en ejecutar esta acción, no puede moverse. Si lo planea, aunque sea por un instante, no podrá moverse porque su cerebro es incapaz de coordinar los pasos necesarios.

No obstante, si le damos un pequeño "empujoncito" para que inicie la acción, o sea, un mínimo de ayuda como contar en voz alta los pasos, es posible que el paciente pueda caminar y cruzar de un lado a otro la habitación sin ninguna dificultad.

Herramientas del Mundo Físico 2: Zapatos

Los soportes van acompañados de zapatos especiales. Se prefieren los zapatos cerrados de cordones, que se pueden amarrar firmemente sobre el empeine. Deben tener también un mínimo de tres ojales para pasar los cordones. Algunos pacientes prefieren los cierres de Velcro, los cuales son más fáciles de manejar con una sola mano. Las suelas son de caucho o de cuero. Dependiendo del patrón de marcha del paciente, podría ser preferible un material o el otro: el cuero puede ser resbaloso y el caucho podría pegarse demasiado al piso. Es cuestión de preferencia individual.

Herramientas del Mundo Físico 3: Barras Paralelas, Andadores, Bastones y Técnicas de Traslado

Todos hemos visto en algún momento estos "puentes" que ayudan a una persona a aprender de nuevo a caminar. Las barras paralelas son la herramienta preferida del fisioterapeuta y se usan para evaluar la ambulación, así como para proporcionar un apoyo adicional en las etapas tempranas del proceso de rehabilitación. Son también una importante herramienta para ayudar al paciente a recuperar el patrón de marcha adecuado. A medida que mejore la movilidad, el paciente pasará de las barras paralelas a usar un andador o bastón. El andador de ruedas le permite mantener el equilibrio y aprender a colocar una pierna enfrente de la otra al andar.

El fisioterapeuta subrayará ante todo la seguridad y ayudará al paciente a evitar una caída. Algunas de las técnicas que enseña el fisioterapeuta incluyen:

Caminar con bastón. Avance primero el bastón, después la pierna afectada y, por último, la pierna no afectada, mientras sostiene en todo momento el bastón en el "lado sano" del cuerpo. Estas son instrucciones básicas. Es posible que el primer bastón utilizado por el paciente sea un bastón grande de cuatro patas. A medida que mejore, tal vez podrá utilizar un bastón de cuatro patas con base más pequeña y, por último, un bastón normal.

Subir y bajar escaleras. Al bajar las escaleras, el paciente debe mover primero la pierna afectada y después la pierna no afectada. Si hay pasamanos, debe mover primero la mano hacia delante y después bajar el escalón. Si el paciente está subiendo la escalera, sin embargo, la que debe mover primero es la pierna no afectada. Lo mismo en el caso de los contenes. Es fácil de recordar si lo abreviamos: "Abajo con la mala, arriba con la buena".

Maniobras en varios tipos de terrenos y superficie. Es más fácil caminar en pisos de losa o linóleo que sobre una alfombra. El paciente debe mirar hacia abajo y cerciorarse de que la alfombra está sujeta al piso en forma segura, y que no se deslizará. Caminar sobre el césped resultará un poco raro al principio. Si el paciente lo sabe de antemano, la sorpresa no lo hará perder el equilibrio. Mientras más difícil sea el terreno, más debe elevarse la pierna afectada. El paciente debe tomarse su tiempo y no apresurarse. Si la superficie está resbalosa, no debe salir solo.

Mantener el calor. El lado del cuerpo que está paralizado por lo regular no generará el mismo grado de calor que el lado funcional. Debe mantenerse más abrigado utilizando frazadas y más ropa para mantener la temperatura.

Herramientas del Mundo Físico 4: La Pelota Suiza

¿Recuerda la pelota que debía lanzar en la clase de educación física? La Pelota Suiza se parece mucho a este juguete, pero es, en realidad, una herramienta que se usa muy en serio para ayudar a promover la movilidad del torso: el paciente la rodea con los brazos. También es útil para realinear la postura: el paciente se sienta sobre la pelota y cambia el peso del cuerpo de un lugar a otro, lo cual elonga el torso y tonifica los músculos.

Herramientas del Mundo Físico 5: La Silla de Ruedas

La silla de ruedas es un equipo fundamental. Se puede utilizar en las primeras etapas del proceso de rehabilitación, cuando la marcha no es aún muy eficiente, o en forma permanente si el paciente no puede recuperar la ambulación (aunque la mayoría de los pacientes cerebrovasculares con el tiempo llegan a caminar). Una buena silla de ruedas debe ser:

Segura. Debe ser amplia para que el paciente pueda realizar sus actividades sentado. También debe poder trasladarse de la silla a la cama sin tropezar. Los frenos deben ser fáciles de operar y la silla debe funcionar bien en cualquier terreno.

Cómoda. Al principio el paciente pasará mucho tiempo en la silla, la cual debe ser cómoda y proporcionar un buen apoyo para el cuerpo, así como una amortiguación adecuada para efectuar los traslados y brindar apoyo al tronco.

Duradera. La silla debe estar hecha de materiales duraderos de alta calidad. El paciente deberá poder usarla sin tener que estar mandándola a reparar o ajustar. También debe funcionar en diferentes terrenos, incluyendo gravilla, concreto y césped. La silla debe mantener su eficiencia en distintas condiciones meteorológicas, desde hielo hasta nieve, lluvia o sol.

Fácil de maniobrar. Además de poder utilizarla en diferentes terrenos y diferentes condiciones meteorológicas, la silla de ruedas debe estar diseñada de manera que las ruedas y todas sus partes tengan suficiente tamaño. Debe tener un buen sistema de cojinetes, y debe estar bien balanceada de manera que sea fácil impulsarla. Será necesario ajustar la silla a la manera de moverse del paciente, sea con una pierna, una pierna y un brazo, ambas piernas, un brazo, o ambos brazos. Será necesario usar soportes para las extremidades que no funcionen.

Fácil de mantener y reparar. Lea bien las garantías. El proveedor o fabricante debe ofrecer un contrato de servicio a un precio razonable. Cualquier parte o pieza necesaria debe ser fácil de obtener.

Ajustada a los requisitos personales del paciente. La silla debe ajustarse a las necesidades individuales del paciente para proporcionar un máximo de comodidad y seguridad. Si el paciente es obeso, necesitará una silla que ofrezca más apoyo al tronco y a las extremidades y más características de seguridad. Si sufre de artritis o de alguna enfermedad cardíaca, es posible que no pueda manejar una silla manual y necesite una motorizada. Si el paciente presenta espasticidad severa, también necesitará una silla que ofrezca más apoyo al tronco y a las extremidades y más características de seguridad.

La terapia física es solamente una parte del plan de tratamiento. Cuando el equipo de rehabilitación diseña el programa de terapia sabe que debe incluir terapia ocupacional, terapia para desarrollar la cognición y terapia del habla. El paciente con problemas del brazo, el hombro o la mano podría tener que aprender a realizar las actividades de la vida diaria utilizando solamente una mano. Es posible que necesite aprender a vestirse con una sola mano y nuevas maneras de peinarse el cabello. Podría tener que reaprender los pasos para prepararse el almuerzo o la cena. Y tal vez ese mismo paciente necesite mejorar la coordinación entre los ojos y las manos y compensar la pérdida de percepción sensorial. Las destrezas necesarias para realizar todas estas funciones y tareas caen bajo la responsabilidad de otros integrantes del equipo de rehabilitación.

Veamos quiénes son estos otros miembros del equipo, y exactamente qué hacen para contribuir al éxito del proceso de rehabilitación.

CAPÍTULO 13

Hacia la Recuperación: Terapia Ocupacional, Terapia del Habla y Terapia de Recreación

No me acordaba de su nombre.

No me acordaba.

—Una maestra de 56 años que
sufrió un accidente cerebrovascular

Lo físico no es lo único que hay que considerar. Las demás áreas importantes del tratamiento de rehabilitación son la terapia ocupacional, la terapia del habla y la terapia de recreación. Todas ayudan a reentrenar los músculos y los pasajes y vías del cerebro, y también ayudan a los pacientes a enfrentarse a aquellas condiciones que no pueden cambiar. Estas terapias ayudan a promover y a lograr la independencia. Veamos la prueba:

- Marcos vivía orgulloso de su buena memoria. Le bastaba pararse delante de un grupo de personas durante unos minutos para poder recordar, sin equivocarse, sus nombres y la ropa que llevaban. También conocía un vasto número de datos acerca de su compañía, todos perfectamente archivados en su memoria. Si alguien en su oficina necesitaba información sobre una negociación que había tenido lugar diez años antes o acerca de algún problema que se había solucionado en el pasado, iban directamente al "Sr. Computador" en busca de la respuesta. Pero después de sufrir el accidente cerebrovascular, a Marcos se le ha deteriorado la memoria. El accidente cerebrovascular que le afectó el lóbulo frontal izquierdo y el lóbulo temporal del cerebro no sólo lo ha dejado con el lado derecho paralizado, sino que también ha dañado su memoria a corto plazo. El terapeuta del habla lo está ayudando a recuperar sus capacidades cognoscitivas, pero el proceso es lento. Marcos tiene siempre el cuaderno de la memoria al alcance de la mano. No se separa de él.

- A Julia el accidente cerebrovascular le afectó la capacidad de realizar su rutina cotidiana. Se acordaba de su nombre, reconocía a su esposo y a sus hijos, pero, por más que lo intentase, no lograba recordar cómo se abotona una blusa, ni cuál era esa prenda de vestir. Se le había olvidado cómo se prepara el sandwich de jamón y queso que sus hijos siempre le pedían. Tanto la terapeuta ocupacional como el terapeuta del habla han trabajado con ella en los problemas de la memoria y la percepción. La terapeuta ocupacional le escribió en un cuaderno, paso por paso, lo que debe hacer para completar sus rutinas diarias. Juntas las practicaban durante horas. El terapeuta del habla la ayudó exponiéndola a diversos objetos—incluyendo una hogaza de pan, un cuchillo y una blusa abotonada en un colgador—para activarle la memoria y la capacidad de realizar las actividades de la vida diaria.

- Cristóbal sabía lo que deseaba expresar en voz alta. Las palabras que quería pronunciar se formaban con cristalina claridad en su mente: "¿Cómo está, doctor? Hoy estoy mejor y espero poder regresar pronto a casa". Pero lo que salía de sus labios no eran palabras, sino sonidos incomprensibles. Cristóbal trabajaba con el terapeuta del habla para aprender de nuevo a formar las palabras, es decir, a conectar de nuevo las palabras que formaba en su cerebro con la capacidad física de enunciarlas.

Como ilustran perfectamente estos ejemplos, ser independiente significa mucho más que poder moverse de una habitación a otra. La memoria, la percepción, el habla; todas ellas pueden dificultar mucho el proceso de reintegrarse a la vida en comunidad. Todas las personas que acabamos de describir brevemente han sobrevivido un accidente cerebrovascular, el cual, de una manera u otra, ha afectado su capacidad para enfrentarse al mundo externo, una capacidad que tiene más que ver con lo cognoscitivo que con lo físico. Un buen programa de rehabilitación no sólo proporcionará terapia física, sino también terapia ocupacional y del habla, todas las cuales, conjuntamente, están dirigidas a la misma meta: lograr la independencia.

Veamos en qué consisten estas terapias.

Terapia Ocupacional: Un Programa para la Vida Diaria

Contrariamente a lo que podría suponerse, la terapia ocupacional tiene muy poco que ver con un buen desempeño profesional. Más bien, la terapia ocupacional es un programa de rehabilitación abarcante, diseñado para reeducar las facultades de la memoria y la percepción, así como las destrezas de percepción espacial de la persona que sobrevive un accidente cerebrovascular. También se reentrena al paciente en el movimiento y la coordinación de las extremidades superiores y las numerosas actividades de la vida diaria.

Las Particulares Necesidades del Cuello, los Hombros, los Brazos y las Manos

Al igual que existen diferencias en el enfoque que adopta el equipo de rehabilitación con respecto a la parálisis y la espasticidad, existen también diferentes formas de enfocar los problemas de las extremidades superiores e inferiores. Ejercitar un brazo espástico y proporcionarle soporte requiere un conjunto de técnicas diferentes a las que se necesitan en el caso de una pierna paralizada. Aprender a usar una sola mano para hacerlo todo, desde vestirse hasta guiar un automóvil, requiere un conjunto de instrucciones diferentes a las requeridas para volver a aprender a caminar de una habitación a otra.

Las complicaciones que pueden afectar las extremidades superiores incluyen:

La Rehabilitación Es la Ventaja

Los estudios han revelado que con un programa de rehabilitación completo, más del 70 por ciento de los sobrevivientes de un accidente cerebrovascular logran realizar independientemente sus actividades de la vida diaria.

Complicación #1 de las Extremidades Superiores: Subluxación del Hombro

En qué consiste: La subluxación se produce cuando el accidente cerebrovascular afecta la alineación adecuada de las articulaciones del hombro y la fuerza muscular. El hombro se separa—literalmente—de su articulación debido a que los músculos paralizados ya no lo pueden mantener fijo en su sitio.

El tratamiento incluye: ejercicios para mejorar el rango o arco de movimiento del hombro. Se enseña a los pacientes a evitar que las manos y los brazos se enreden en las varillas de las ruedas de la silla. Se les educa para que tomen precauciones y se aseguren de no dejar caer los brazos de la bandeja, a no dormir sobre ellos, y a mantener siempre un soporte para los brazos cuando están sentados. Se puede añadir un soporte para el brazo o bandeja de regazo a la silla de ruedas, a fin de mantener el hombro en su lugar. Si el hombro y el brazo están paralizados, se puede recomendar el uso de un cabestrillo en ciertos momentos (aunque, en general, limitamos el uso de los cabestrillos debido a que pueden disminuir el rango de movimiento).

Se enseña a los familiares a: no halar un brazo afectado para tratar de colocar al paciente en una determinada posición en la cama o en la silla. Se les enseña la forma correcta de acomodar al paciente en la posición deseada en la cama o en la silla de ruedas, y de sujetarlo mientras camina con asistencia.

Complicación #2 de las Extremidades Superiores: Síndrome del Hombro y la Mano

En qué consiste: El síndrome del hombro y la mano o distrofia simpática refleja puede afectar el brazo paralizado después de un accidente cerebrovascular. El movimiento produce mucho dolor, particularmente en el hombro, en la muñeca y en la mano. El brazo y la mano se pueden hinchar y volverse extremadamente sensibles al tacto. Este síndrome también se ha relacionado con el infarto del miocardio y con las lesiones del brazo. Normalmente se presenta en los tres primeros meses después del accidente cerebrovascular.

El tratamiento incluye: bloqueos del nervio simpático, inyecciones de esteroides, ejercicios para desarrollar el rango—o arco–de movimiento que incluyen balancear rítmica y lentamente los brazos hacia atrás y hacia alante, levantar los brazos y girar el cuello a uno y otro lado, así como proporcionar apoyo para los brazos por medio de tablillas o férulas posicionadoras y soportes. Medicamentos como el Neurotonin® pueden ser muy útiles para reducir el dolor.

Se enseña a los familiares a: observar para detectar cualquier señal del síndrome, incluyendo dolor e hinchazón, y a mantener elevado el brazo paralizado. Para prevenir el síndrome del hombro y la mano, los familiares deben tratar de que la persona afectada por el accidente cerebrovascular mantenga un régimen de ejercicios regulares y asegurar que las tablillas y soportes estén correctamente colocados y sujetos.

Las Herramientas del Oficio

A continuación se describen algunas de las "herramientas del oficio" que usan los terapeutas ocupacionales para brindar soporte a las extremidades superiores.

Cabestrillos. Pueden ser importantes si es necesario proporcionar un soporte para el hombro. El más común es el cabestrillo cruzado, equipado con dos correas que se amarran en cruz en la espalda. Otro muy común es el llamado NDT. Este cabestrillo tiene una correa que pasa por encima del hombro, mientras que otra pasa por debajo del brazo, justo debajo de la axila. El rodillo de Bobath ayuda en los casos de subluxación. Es importante limitar el uso de los cabestrillos para evitar la contractura del hombro debido a la falta de movimiento.

Tablillas o férulas posicionadoras. Podría ser necesario usar una tablilla o férula para la mano y la muñeca a fin de mantenerlas en su posición correcta, disminuir la hinchazón y las complicaciones de las articulaciones, y evitar contracciones como el puño permanentemente cerrado y otras contracturas espásticas. Normalmente, estas tablillas o férulas posicionadoras se hacen de materiales plásticos rígidos pero que se pueden moldear fácilmente a la mano, muñeca o dedos del paciente. La tablilla o férula posi-

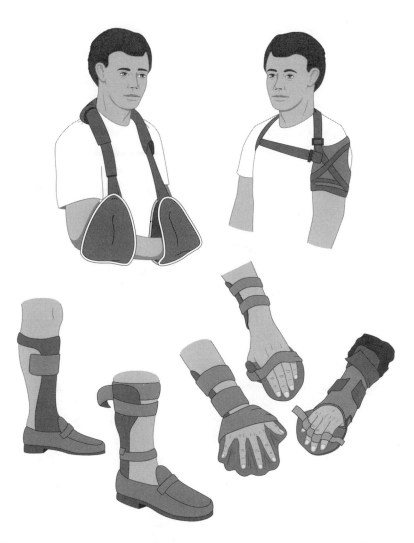

Algunos tipos de cabestrillos, férulas y soportes que se utilizan en la terapia.

cionadora de antebrazo y mano se extiende desde el antebrazo hasta las yemas de los dedos. La tablilla o férula para elevar y enderezar la extremidad es similar, pero brinda mayor libertad para mover la mano. Las tablillas o férulas de muñeca están diseñadas para ayudar a posicionar el antebrazo, la muñeca, la palma de la mano y los dedos. La tablilla o férula para estirar y separar los dedos se ha creado específicamente para evitar que el puño permanezca cerrado y se parece a una cuña hecha de plástico, con aberturas para los dedos similares a las de un guante.

Bandejas de regazo. Estas se parecen mucho a las mesitas que se colocan frente al televisor y están diseñadas con una función similar en mente. Portátiles y hechas de materiales ligeros pero sólidos y fuertes, estas bandejas se colocan horizontalmente entre los dos brazos de la silla de ruedas, sobre el regazo del paciente. Además de usarlas como mesa, estas bandejas también proporcionan un soporte necesario a los brazos destinado a evitar la subluxación del hombro. Igualmente, sirven para pegar las instrucciones y materiales de orientación que sirven de guía al paciente durante el proceso de rehabilitación.

Reeducación de la Memoria a Corto y Largo Plazo

En términos muy sencillos, podemos definir la memoria como la función del cerebro que registra, consolida y más tarde recupera la información almacenada. Esta información es selectiva y única en el caso de cada persona. Se nutre de lo que la persona ve, lee, piensa. Si el proceso se interrumpe en algún punto de esta línea continua de registro-recuperación, es posible que ocurra una pérdida temporal o permanente de la memoria.

La memoria a corto y a largo plazo depende de diferentes circuitos del cerebro. Por este motivo los sobrevivientes de un accidente cerebrovascular pueden experimentar distintos tipos de pérdidas de memoria según el lugar afectado por el accidente. Algunos recuerdan con total nitidez los sucesos pasados, pero no se acuerdan del nombre de una persona a quien conocieron hace apenas unos meses. Otros recuerdan lo que hicieron hace cinco minutos, pero no se acuerdan de sus hijos.

Mucho Más que Un Recuerdo

Cuando el accidente cerebrovascular causa la pérdida de la memoria, esta pérdida pasa a formar parte del problema neurológico: la falta de habilidad para comunicarse, la falta de enfoque espacial o de la percepción, una discapacidad sensorial.

La pérdida de la memoria también está relacionada con otros trastornos cognoscitivos y emocionales que podrían o no ser consecuencia del accidente cerebrovascular: la falta de capacidad para concentrarse y prestar atención, una depresión que impide la motivación-todos los cuales influyen negativamente en la memoria.

Es la punzante realidad de este problema, la frustrante incapacidad para recordar, que tanta angustia causa, lo que más dificulta el proceso para toda la familia. No poder recordar un nombre, ni unas vacaciones memorables hace unos años; no poder acordarse de lo que uno almorzó, no acordarse, incluso, de cómo bañarse o vestirse—todo ello pone de manifiesto claramente para el paciente y para sus familiares cuánto, en verdad, han cambiado las cosas.

No obstante, el problema va más allá de los confusos cambios que afectan al sobreviviente del accidente cerebrovascular. Aunque el daño causado a las funciones sensoriales, motoras y emocionales del cerebro sea ligero, si hay pérdida de la memoria, esta afectará la capacidad de la persona para funcionar independientemente. Es por este motivo que la reeducación de las facultades de la memoria es un elemento tan importante en el programa de rehabilitación.

Aunque sean severos, los problemas de la memoria se pueden tratar y manejar. Se pueden superar con la reeducación, la ayuda y el apoyo del equipo de rehabilitación.

El proceso de reeducar las facultades de la memoria se concentra en hallar soluciones prácticas, y no sólo en mejorar la capacidad de recordar. Al igual que en todos los demás aspectos de la rehabilitación, hay mucha superposición y repetición, y los

La Esencia de la Memoria

A continuación se dan algunos ejemplos de las entradas que aparecen en los cuadernos de la memoria utilizados por algunos de nuestros pacientes durante su proceso de recuperación. Los terapeutas escriben las entradas y los pacientes las leen posteriormente.

8:00 A.M. Susana, entré en tu habitación y practicamos la rutina de la mañana. Te cepillaste los dientes y te diste una ducha. Cuando Guillermo vino a verte, le enseñaste las flores que tienes en la mesa de noche. Te dijo que eran muy hermosas. Estás progresando mucho. Todos te queremos. *—Margarita*

8:35 A.M. En este momento estás mirando el noticiero en la televisión y comiendo el cereal que tú misma te preparaste. Hasta cortaste en pedazos una banana. Se ve que te gusta mucho ese cereal de trigo. *—Josefina*

10:20 A.M. Terminaste la fisioterapia conmigo. Hiciste muy bien todos los ejercicios acuáticos. ¡Diez levantamientos con la pierna! Hasta te pusiste el traje de baño y la gorra sin ayuda de nadie. *—Cristina*

terapeutas del habla y especialistas en lenguaje trabajarán en conjunto y coordinadamente con los terapeutas ocupacionales para tratar las discapacidades de la memoria. Algunas de las técnicas que se utilizan en la terapia para tratar los problemas de la memoria son:

Los cuadernos de la memoria. Estos cuadernos son los organizadores que utilizan los pacientes, sus agendas individuales que les dicen qué deben hacer y cuándo. Aquí encuentran los nombres, las descripciones y los lugares que son importantes para ellos. Aquí, también se anotan sus actividades diarias y horarios, sus tratamientos de rehabilitación y sus progresos. Algunas veces los cuadernos también contienen respuestas a las preguntas que los pacientes hacen con más frecuencia. Se educa al paciente para que consulte el cuaderno cuando le falle la memoria. Este continuo refuerzo también contribuye a aguzar las destrezas y capacidades de la memoria que aún están intactas.

La mnemotecnia. Aunque puedan parecer complicados, los recursos mnemotécnicos son, en realidad, muchos tipos de juegos que despiertan los recuerdos mediante asociaciones visuales, combinaciones de palabras, rimas o alguna expresión idiomática, tal vez tonta o graciosa, a una palabra, frase o nombre propio. Por ejemplo, "Al Tío Sam le gusta comer jamón" es un recurso mnemotécnico que el paciente asociaría con el nombre de un familiar. Una foto del crucero que recorre el Río Sena mientras los pasajeros disfrutan de las vistas de París y de una sabrosa comida le ayudaría a asociar el nombre del río con la palabra cena, por ejemplo.

Cómo Enfrentarse a las Discapacidades Sensoriales y de la Percepción Espacial

La percepción es única para cada persona. La visión del mundo que usted tiene, lo que ve e incluso la forma en que lo interpreta y le da sentido, es individual y únicamente suya. Pero, irónicamente, cuando la percepción se afecta, generalmente se vuelve más general: usted no puede distinguir la derecha de la izquierda, no reconoce dónde se encuentra su cuerpo en relación con el espacio, no es capaz de reconocer los objetos ni a las personas; no los puede ver.

Lamentablemente los problemas de la percepción a veces no se tratan en una etapa temprana, especialmente cuando se combinan con impedimentos físicos severos. La disfunción de la percepción puede traducirse en una incapacidad para sentir o ver, lo cual, a su vez, puede significar que el sobreviviente del accidente cerebrovascular no es capaz de reconocer, por ejemplo, que tiene la pierna paralizada. Es posible que esta discapacidad de la percepción no se descubra hasta que se haya restaurado la función motor—y la persona aún no sea capaz de utilizar esa pierna, aunque ya la pueda mover.

Algunos de los problemas de la percepción que pueden presentarse son:

Discapacidad de la propriocepción. Todos nos hemos despertado alguna vez de madrugada con un brazo "dormido" que no podemos mover hasta que se pasa esta sensación de entumecimiento.   A Rosa, después del accidente cerebrovascular, esta situación se le volvió más complicada. Podía mover el brazo y sabía dónde estaba cuando lo tenía frente al cuerpo. Pero a veces se le enredaba en las varillas de la silla de ruedas o caía dentro de la comida. ¿Por qué? Pues, simplemente, a menos que Rosa pudiera verse el brazo, no tenía la menor idea de dónde estaba en relación con el espacio. La *propriocepción* es ese sentido de la posición que un objeto ocupa—saber dónde está un brazo o una pierna—en relación con el espacio. Rosa podía mover el brazo, pero, al no poder saber dónde se encontraba el mismo, el poderlo mover tenía muy poco valor funcional para ella.

Falta de sensación al tacto y reacción táctil al dolor. A José Alberto fue necesario enseñarle, como si fuera un niño pequeño, a no tocar la estufa o los enchufes de la electricidad. Cuando tocaba la hornilla caliente, no sentía el calor, ni siquiera cuando comenzaba a quemarle la piel. Tuvo que aprender a protegerse de los elementos. Aunque su cerebro no le enviaba el mensaje normal de "¡Cuidado, aléjate de la estufa!", tuvo que aprender a retirar la mano de todas maneras. Tuvo que aprender a responder aunque no estuviese presente un estímulo.

Agnosia. Julita usaba un peine para cepillarse los dientes. Enrique intentaba enjuagarse la boca con el gel de alisarse el cabello. Sandra no reconocía a su esposo; la persona que le hablaba y sonreía tan dulcemente era un extraño para ella. Todas estas personas eran incapaces de reconocer un objeto o a una persona. No podían relacionar los objetos con sus asociaciones; no podían establecer una conexión entre las personas y el recuerdo que guardaban de ellas en su memoria. La agnosia puede ser peligrosa. Mientras el sobreviviente de un accidente cerebrovascular pasa por el proceso de aprender de nuevo a reconocer los objetos y el uso y propósito de los mismos, es necesario retirar del ambiente en que se desenvuelva toda sustancia potencialmente venenosa, así como cualquier implemento o utensilio que pueda ser dañino. También es necesario supervisar cuidadosamente al paciente.

Trastornos en la forma de percibir la imagen del propio cuerpo. Lucía viraba la silla de ruedas a la izquierda cuando en realidad quería ir hacia la derecha. Jacobo trataba de amarrarle los cordones de los zapatos a la persona que tenía sentada al lado. Lisette se dibujaba sin brazos y con una sola pierna. Los trastornos en la forma de percibir la imagen del propio cuerpo pueden obstaculizar la independencia funcional que se logra cuando la persona vuelve a aprender cómo realizar las actividades de la vida diaria. Es difícil volver a enseñarle a una persona, por ejemplo, cómo vestirse, si esa persona no reconoce sus propias extremidades ni sabe diferenciar la derecha de la izquierda. La retroalimentación constante y la práctica continua pueden ayudar a recrear un esquema correcto del propio cuerpo.

Negligencia. Rosario podía describir todo lo que estaba situado en el lado derecho de su habitación: la blusa blanca arrugada, el sillón con uno de los balancines rayado, el edredón rojo y amarillo. Sin embargo, al pedirle que describiera los objetos situados en el lado izquierdo, se quedaba en blanco. No podía ver, literalmente, la mesa de noche, el reloj despertador, el contestador automático con teléfono. En otras palabras, Rosario experimentaba lo que llamamos negligencia; es decir, el lado izquierdo de su habitación no existía para ella. Sencillamente, no lo podía percibir. Este problema es más común en el accidente cerebrovascular que afecta el hemisferio derecho del cerebro y se puede asociar con los daños causados por el ataque a la función visual. La negligencia puede ser sumamente peligrosa cuando el paciente no tiene conciencia de las partes de su cuerpo. Por ejemplo, puede ser extremadamente peligroso dejar que los brazos de la persona lesionada se balanceen en el aire cerca de las varillas de la silla de ruedas.

Trastornos de la relación espacial. Margot no era capaz de localizar el jabón blanco en el platito blanco donde se colocaba el mismo. Lorenzo no podía introducir la llave en la cerradura. María Eugenia no podía levantar la taza del café y volverla a poner en la mesa, en el mismo lugar. Los problemas de la percepción pueden afectar la capacidad para determinar las distancias, distinguir los objetos y reconocer la diferencia entre lo que está en primer plano y lo que está en segundo plano. Los sobrevivientes de un accidente cerebrovascular que tienen afectado el hemisferio derecho del cerebro son más propensos a experimentar trastornos en la percepción del espacio. Su conciencia de la existencia del peligro y lo que deben hacer para su seguridad también se puede afectar.

Desorientación. A Isabel le era difícil recordar la hora; dos horas le parecían apenas cinco minutos. No estaba segura de cuál era la estación del año, si afuera estaba nevando o brillaba el sol. Su desorientación iba aún más allá: en su mente Kennedy era todavía presidente de los Estados Unidos y el Velcro y los relojes digitales sencillamente no existían. La desorientación en el paciente cerebrovascular altera su percepción del transcurrir del tiempo. También es posible que se confunda con respecto al lugar donde se encuentra y piense que está en su casa o en otra ciudad cuando, en realidad, se encuentra en el centro de rehabilitación. La persona desorientada puede, incluso, llegar a olvidar quién es, qué edad tiene, y si es casada o soltera.

Problemas al tomar decisiones. Víctor Manuel intentaba contar el dinero para abonar el consumo, pero no había forma de que lo lograra. Contaba y contaba los billetes, una y otra vez. Iris comenzaba a caminar hacia la puerta de la habitación, aunque todavía no había pensado en salir. El accidente cerebrovascular puede afectar la capacidad de tomar decisiones, organizar y planificar los propios actos. Estas disfunciones pueden ser frustrantes para toda la familia. Sin la capacidad de hacer planes y llevarlos a cabo, es posible que la persona lesionada no pueda reintegrarse a su trabajo en el mismo

puesto que solía desempeñar, ni pueda funcionar independientemente en la casa. La buena noticia es que las técnicas de reeducación
pueden ayudar a restaurar algunas de estas habilidades.

No Es Mío

Humberto se miraba el brazo izquierdo y no sabía que era suyo.
Pensaba que era el brazo del paciente de la otra cama. Ni siquiera
tenía conciencia de haber sufrido un accidente cerebrovascular. No
tenía conciencia de que hubiese pasado nada. Humberto tenía
anosognosia.

Este peculiar problema ocurre primordialmente en el caso de los
accidentes cerebrovasculares que afectan el hemisferio derecho del
cerebro y es una forma de negligencia. El paciente no sabe que ha
tenido un problema o enfermedad—y, al igual que Humberto,
negará completamente la enfermedad. En su forma más severa, si
usted agarrara el brazo de Humberto, se lo mostrara y le preguntara
qué es, él le respondería: "Es su brazo". Es decir, el brazo *de usted*.

Las Actividades de la Vida Diaria

La terapia ocupacional no sólo está dirigida a tratar los problemas
de la mente, los procesos más complejos del pensamiento lógico y
las funciones cognoscitivas que nos hacen individuos, es decir, personas únicas. Una de las principales maneras de lograr la independencia es poder realizar esas sencillas rutinas de la vida cotidiana,
esas pequeñas cosas que todos los días hacemos sin siquiera darnos
cuenta. Volver a aprender a realizar estas actividades de la vida diaria
es un componente crucial de la terapia ocupacional, y una gran
parte del tiempo que el paciente pasa en el centro de rehabilitación
se dedica a practicarlas.

Las actividades, en sí, van desde las funciones básicas del cuidado e higiene personal hasta vestirse y comer. Puesto que las

razones por las cuales el sobreviviente de un accidente cerebrovascular no es capaz de cepillarse los dientes o comer sin ayuda varían según el tipo y extensión del daño causado por el ataque, los terapeutas ocupacionales trabajan con cada paciente en forma individual, reeducándolo y volviendo a enseñarle aquellas actividades que necesite aprender de nuevo. Por ejemplo, una persona que tiene el brazo derecho paralizado tendrá que aprender a amarrarse los cordones de los zapatos con una sola mano y a cortar los alimentos con un cuchillo de rueda, un cuchillo curvo especial que corta con un movimiento parecido al de un sillón al moverlo hacia atrás y hacia alante.

A Veces . . . Es Mejor No Ayudar

Al observar a un ser querido que trata de amarrarse los cordones de los zapatos, comer los alimentos que tiene en el plato o peinarse, seguramente su primer impulso va a ser salir corriendo a ayudarlo. Después de todo, está pasando demasiado trabajo y le está llevando tanto tiempo. Se siente tan frustrado. Y se está esforzando mucho, de veras. Le es tan difícil.

Por supuesto que sí, que usted podría ayudarlo, y todo se haría enseguida. Pero ayudar no es siempre la respuesta. El objetivo de la rehabilitación es lograr la independencia, y la única forma en que su ser querido puede recuperar la capacidad de funcionar independientemente es aprender a hacer todas esas cosas por sí mismo. Él solo. Sin ayuda de nadie. No importa cuánto tiempo tome. Recuerde que en este caso el lema es: ayude a la persona a hacer las cosas, pero no las haga por ella.

Los siguientes son ejemplos de algunas de las actividades de la vida diaria:

Uso del baño. Hasta las destrezas más básicas que uno aprende de niño pueden verse afectadas por un accidente cerebrovascular. No es raro que se afecte el control de la vejiga y los intestinos, sobre todo inmediatamente después del accidente. Las partes del cerebro que controlan el funcionamiento de la vejiga y los intestinos pueden estar dañadas. Puede haber infección en la orina, particularmente si se ha insertado una sonda. O es posible que la persona no pueda comunicar que tiene necesidad de ir al baño. Independientemente de cuál sea la causa, la incontinencia debilita, y *es necesario* comenzar el reentrenamiento de la vejiga y los intestinos lo más rápidamente posible.

Una excelente noticia: la mayoría de las personas que han sufrido un accidente cerebrovascular pueden recuperar el control de la vejiga y los intestinos. Normalmente, el reentrenamiento para volver a aprender a controlar estas funciones consiste en una combinación de los siguientes:

Nunca Se Aprende Demasiado

Aprender "de más", es decir, repetitivamente, es un recurso importante en la rehabilitación después de un accidente cerebrovascular. Nuestro cerebro almacena paquetes de información en forma de "engramas" a los que podemos recurrir cuando recibimos un estímulo. Cuando el accidente cerebrovascular destruye o daña la información previamente almacenada, es necesario crear nuevos engramas (o encontrar nuevas vías para que aquellos engramas que aún estén intactos pero que no pueden "viajar" a través del sistema se puedan transmitir). Los terapeutas desarrollan la capacidad de utilizar los engramas por medio de ejercicios repetitivos, con paciencia, explicaciones detalladas, constancia y estructura.

Un ejemplo: El terapeuta de Jaime le leía "Los Tres Ositos" en voz alta una y otra vez. Jaime escuchaba. Era uno de sus cuentos favoritos cuando era niño. Lentamente, con el tiempo, las palabras que el terapeuta usaba se fueron aclarando más y más. Pronto Jaime pudo leer un párrafo aquí y otro allá. El cuento comenzó a cobrar sentido. El constante reaprendizaje de los distintos pasajes del cuento permitió a Jaime establecer la conexión entre las palabras y las frases. Pudo entonces transferir ese conocimiento a otros materiales impresos.

- señales que el paciente puede utilizar para comunicar que necesita ayuda para ir al baño—¡rápido!

- un programa regular de control de los intestinos que incluya tiempo para ir al baño todos los días y una dieta simple y balanceada, rica en alimentos que no causen estreñimiento

- una rutina que permita al paciente ir al baño cada dos horas, independientemente de que tenga o no deseos de orinar

- restricción de la cantidad de líquido que ingiere el paciente después de la comida y durante la noche

- medicamentos para estimular la vejiga y los intestinos o ayudar a la vejiga a almacenar la orina

Vestirse. Ponerse una camisa o amarrarse los cordones de los zapatos, esas acciones que diariamente realizamos para vestirnos sin detenernos un segundo a pensar en lo que estamos haciendo, pueden convertirse en grandes obstáculos cuando la persona ha sufrido un accidente cerebrovascular. Algunas de las pautas generales a seguir:

- Los cierres de Velcro son más fáciles de manejar que los botones y las cremalleras.

- La ropa debe ser holgada y cómoda.

- En las prendas de colores sólidos y simples los botones y ojales no estarán camuflajeados entre líneas de colores brillantes o diseños complicados. Esto es particularmente importante si el ataque ha afectado la percepción.

- Los cinturones se deben ensartar a través de las trabillas *antes* de ponerse los pantalones.

- Los brassieres que se cierran al frente son más fáciles de poner.

- Es más fácil para la persona que ha sufrido un accidente cerebrovascular ponerse una camisa o blusa si está sentada en una silla con los pies planos y apoyados en el piso. La blusa o camisa debe estar sobre su regazo. Inclinándose hacia delante, la persona puede meter el brazo afectado en la manga utilizando el brazo sano. Seguidamente, con la mano sana debe acomodar el cuello y pasar esa misma mano por la otra manga.

- Este mismo proceso funciona para ponerse los pantalones, con una diferencia. La pierna afectada debe estar cruzada por encima de la pierna sana. El brazo sano se usa para empujar el pantalón hacia arriba hasta cubrir la pierna. Una vez colocada la pierna del pantalón, se descruzan las piernas y se repite el procedimiento con la pierna sana.

- Debe animarse al paciente a utilizar los dispositivos de adaptación, particularmente al principio. Estos dispositivos incluyen ganchos para botones, calzadores de zapatos con mangos más largos que los normales y broches de presión en lugar de botones.

- Abroche la camisa de abajo hacia arriba para asegurar que los botones y los ojales estén bien alineados.

- Una de las reglas que siempre se debe seguir: lo que se pone primero, se quita último.

Con frecuencia aprender de nuevo a vestirse es cuestión de aprender a utilizar una sola mano para completar el proceso. El terapeuta enseñará a la persona afectada por el accidente cerebrovascular cómo abrir el zapato y meter en él el pie afectado. También le enseñará a amarrarse los cordones con una sola mano, utilizando un cordón largo que se enlaza en zigzag. Le enseñará cómo ponerse una camiseta o un vestido utilizando solamente esa mano que puede mover bien.

Si el problema está más relacionado con lo cognoscitivo que con lo físico, el terapeuta también utilizará otras técnicas. Estas pueden incluir el uso de los cuadernos de la memoria para delinear, paso por paso, las instrucciones que el paciente necesita para vestirse, así como una reorganización o alteración del ambiente para evitar que el paciente reciba demasiados estímulos a la vez, o se confunda. Reorganizar o alterar el ambiente puede significar desde habilitar un closet donde se puedan colocar las prendas de vestir en secciones específicas, hasta colgar las prendas de vestir en diferentes clavos en la pared, en el mismo orden en que uno normalmente se las pone al vestirse. También puede significar mantener la tranquilidad y el silencio, es decir, no encender el televisor ni la radio, ni sostener conversaciones en voz alta, todo lo cual podría distraer a la persona afectada por el accidente cerebrovascular mientras realiza estas tareas.

Cuidado e higiene personal. Ponerse el lápiz de labios es fácil si su cuerpo y su mente están sanos. Bañarse es una experiencia muy placentera si necesita refrescarse después de un largo y caluroso día perfectamente normal. Pero para la persona que ha sufrido un accidente cerebrovascular, estas actividades pueden ser tareas titánicas—que consumen mucho tiempo, causan mucha frustración y están llenas de estrés. La persona necesita volver a aprender estas rutinas casi instintivas paso a paso. Por ejemplo, el proceso de darse una ducha debe dividirse en una cadena secuencial de eventos que la persona pueda seguir, la cual debe incluir hasta esos minúsculos pasos que el que cuida al paciente podría dar por sentados. Estos pasos se deben practicar constantemente, una y otra vez, para que puedan convertirse de nuevo en algo automático: abrir la llave, regular la temperatura, tomar la toallita con la mano y mojar el jabón antes de usarlo. Todos estos pasos deben anotarse en forma secuencial en el cuaderno de la memoria y deben practicarse continuamente.

Las siguientes sugerencias ayudarán:

- Los cepillos de dientes eléctricos y Water Piks promueven la independencia en la higiene dental.

- Las rasuradoras eléctricas son mejores que las cuchillas de afeitar, por motivos obvios.

- Los desodorantes con rociador serán más fáciles de manejar con una sola mano.

- En lugar de toallitas para bañarse, se pueden usar guantes de felpa, que facilitan el proceso de enjabonar el cuerpo.

Comer. Sentarse a comer requiere algo más que mucho apetito. La persona necesita saber cómo se usan el cuchillo y el tenedor. Es necesario que recuerde los modales que debe mantener en la mesa, según las costumbres de la sociedad. Tiene que aprender a masticar y a tragar los alimentos sin atragantarse. Lamentablemente, un accidente cerebrovascular puede afectar todos estos elementos, incluso el deseo de comer.

El apetito puede tener una raíz emocional. La pérdida del apetito es uno de los síntomas de la depresión que normalmente se presentará, al menos por un breve tiempo, en toda persona que haya sufrido un accidente cerebrovascular. (En el próximo capítulo discutiremos la depresión y otros problemas emocionales.)

Ingerir los alimentos y beber agua son dos de las necesidades—y placeres—más básicos para el ser humano y la mayoría de las personas desean empezar a comer inmediatamente. Siendo una de las actividades de la vida diaria, podría parecer que el acto de comer cae dentro del reino de la terapia ocupacional. No obstante, es el terapeuta del habla o logopeda el que enseña las técnicas para tragar y masticar los alimentos, puesto que estas acciones requieren el uso de los mismos músculos que se utilizan al hablar. El terapeuta observará al paciente durante sus comidas para determinar el grado de dificultad. Algunas veces la persona necesita aprender nuevas técnicas para poder comer, untar la manteca o jalea en el pan o abrir una lata con una sola mano. Otras veces la persona necesitará aprender los modales que debe mantener en la mesa. Junto con otros pacientes, aprenderá en grupo a utilizar diversos utensilios para ayudarse, incluyendo un protector para el plato, un cuchillo de rueda y una cuchara giratoria—todos los cuales le facilitarán el proceso de comer con una sola mano. Aprenderá, igualmente, las técnicas y el uso de los utensilios que la ayudarán a funcionar en forma independiente mientras el terapeuta supervisa el proceso para evitar que se atragante, acumule demasiada comida en los lados de la boca, o tome demasiados alimentos de una sola vez.

Terapia del Habla: La Comunicación en el Mundo Real

Sin la capacidad de comunicarnos, no podríamos hacer saber a otros nuestras necesidades, ni explicarlas. No podríamos compartir un recuerdo ni alimentarlo. Lo que es aún más importante, sin la capacidad de la comunicación, los progresos que se logren mediante otras terapias pueden llegar solamente hasta un punto. Para lograr un grado de independencia real que le permita funcionar por sí mismo, el sobreviviente de un accidente cerebrovascular no solamente necesita acercarse al mundo externo, sino también comunicarse en él. Y ese es, precisamente, el objetivo de la terapia del habla.

El Lenguaje para Enseñar las Destrezas del Lenguaje

Cuando pensamos en el lenguaje, pensamos en hablar, es decir, en la expresión verbal. Pero cuando el accidente cerebrovascular afecta la función lingüística, las dificultades pueden manifestarse de diferentes maneras y la expresión verbal es solamente una de ellas. A las dificultades lingüísticas causadas por el accidente cerebrovascular se les llama, en conjunto, **afasia**. Normalmente, la afasia se presenta después de un accidente cerebrovascular en el hemisferio izquierdo del cerebro, y es usual que se manifieste en combinación con la parálisis del lado derecho del cuerpo, una sensación de entumecimiento o debilidad. La afasia es una consecuencia tan común del accidente cerebrovascular que anualmente se reportan 85.000 nuevos casos.

Ejemplo de un Diario de Metas

Establecer metas es uno de los pasos más importantes hacia la independencia. Determinar metas realistas a corto y largo plazo puede ayudar mucho a mantener la motivación y un estado anímico y mental positivo. Veamos una página como ejemplo:

7 de junio, 2001

Meta a Largo Plazo:	Vestirme completamente sin ayuda de nadie.
Meta a Corto Plazo:	Ponerme bien la blusa.
Actividades Planeadas:	Caminar hacia el closet.
	Escoger todo lo que me voy a poner.
	Descolgar la blusa del colgador.
	Meter los brazos por las mangas.
	Abotonar la blusa en el orden correcto.
	Seguir el mismo procedimiento con las demás prendas de vestir.

Lista de Actividades Diarias:	*Hecha*	*Por Hacer*
Caminé hacia el closet y abrí la puerta.	X	
Descolgué la blusa del colgador.	X	
Practiqué cómo meter los brazos por las mangas.		X

La afasia nos enfrenta con un gran número de problemas, incluyendo los siguientes:

Dificultad en la comprensión auditiva. Este tipo de dificultad se presenta cuando el sobreviviente del accidente cerebrovascular no entiende las palabras que se le dicen. No tiene nada que ver con su capacidad de oír. La persona oye bien, pero no comprende lo que escucha. Es posible que oiga *perro* cuando decimos *gato*, o es posible que oiga algo así como *gao*. Es posible también que la persona oiga "verde camisa negro" en vez de "¿Quieres arroz para la cena?" Lamentablemente, no existe forma de predecir cuáles son las palabras que la persona no podrá escuchar o comprender—ni cuándo. De hecho, la mayoría de las técnicas que se utilizan en la terapia del habla se basan en la premisa de que el paciente está aprendiendo un nuevo idioma: se usan oraciones cortas; en la conversación se habla despacio, y una sola persona habla a la vez. El vocabulario es simple y familiar, y cuando la persona no comprende una palabra, se usan otras palabras para describir la que se dijo antes.

Lenguaje Automático Versus Lenguaje Funcional

La mayoría de las personas no experimentan dificultad alguna con las frases automáticas y pueden decir "por favor", "gracias", "sí", "no", "hola" y "adiós" sin ningún problema. Estas frases automáticas están tan enraizadas en su memoria que es difícil que se pierdan.

El lenguaje funcional es otra cosa. Aunque la persona que ha sufrido el accidente cerebrovascular parezca no tener problema alguno cuando se usan palabras de una o dos sílabas, no será capaz de expresar sus ideas, emociones u opiniones en una frase u oración larga. Más allá de las frases de cortesía y cumplido, quedará desorientada.

Problemas en la comprensión de la lectura. Estos problemas se presentan cuando el paciente afásico no logra comprender lo que ve impreso. Es posible que sustituya una palabra por otra o añada palabras. Es posible que lea la palabra al revés o la omita. Incluso, es posible que pueda enunciar correctamente en voz alta las palabras que ve, pero no entienda nada de lo que acaba de leer. Es posible, también, que la persona pueda entender las palabras que ve o dice individualmente, pero no el párrafo en conjunto. Al igual que en el examen de comprensión de lectura que nos daban en la escuela secundaria, el terapeuta del habla y el terapeuta ocupacional utilizan preguntas como "¿Cuál es la idea principal en este párrafo?" y "¿Por qué el hombre quería encender el aire acondicionado en la tercera oración?" para determinar el alcance del daño.

Problemas en la comprensión visual. Estos problemas se presentan a menudo en el paciente cerebrovascular, quien, literalmente, no entiende lo que ve. Los problemas del campo visual también incluyen la incapacidad de mantener los ojos enfocados en la página. De hecho, las personas que han sufrido un accidente cerebrovascular algunas veces omiten una oración o un párrafo completo y no entienden nada de lo que leen.

Incapacidad para formar y enunciar palabras. David sabía lo que quería: ese objeto rectangular en la ventana. Quería que lo encendieran porque tenía mucho calor. El sudor le corría por todo el cuerpo y ya tenía la cara enrojecida de tanta sofocación. Su esposa estaba al lado suyo, hablando del nieto, pero no se daba cuenta del calor que David tenía. David lo intentó. Intentó apuntar con el dedo hacia ese rectángulo, pero tenía el brazo derecho paralizado. Intentó explicar lo que quería, pero las palabras no salían. No podía decir "aire acondicionado".

No obstante, algunas semanas después sí pudo pedirle a su esposa que encendiera el aire acondicionado. Pero no con palabras. En lugar de palabras, el terapeuta del habla le mostró los gestos que podía usar como señales. Lo enseñó a dibujar para comunicar visualmente sus ideas, aunque no había recuperado aún la capacidad de hablar. Le sugirió que mantuviera un cuaderno de comunicación a mano. Y con la mano izquierda, no afectada por el accidente cerebrovascular, David podía señalar con el dedo los dibujos que correspondían a sus ideas. Un día de agosto particularmente caluroso señaló la fotografía de un aire acondicionado que había puesto en su cuaderno. Su esposa entendió inmediatamente

lo que quería y encendió el aire acondicionado. Para darle las gracias, David apuntó con la mano izquierda hacia otro dibujo que
tenía en su cuaderno y significaba "muy agradecido".

El problema que experimentó David es una característica
común de la afasia que afecta la habilidad para formar y enunciar
las palabras. Algunos otros problemas son:

- **Anomia.** El paciente tiene dificultad para identificar y
  nombrar objetos específicos. Por ejemplo, David no podría
  nombrar objetos tan comunes como una cuchara o un lápiz.

- **Circunlocución.** "Dí la palabra y ganarás un premio" es
  la premisa en la cual se basan muchos de esos programas de
  juegos que vemos en la televisión. Lamentablemente este
  problema de la afasia no es ningún juego. No recordar una
  palabra y utilizar otras para tratar de sustituirla puede ser
  frustrante y consumir mucho tiempo. Si David hubiese
  tenido el problema de la circunlocución, probablemente
  habría dicho: "¿Puedes encender ese, bueno, rectángulo, sí,
  esa cosa rectangular, sí, con los botones, que hace, este,
  hace, mucho, este, ruido?"

- **Sustitución de palabras.** Si hubiese tenido esta discapacidad del habla, David podría haber dicho: "A menudo
  enciende la mesa" en lugar de "por favor, enciende el aire
  acondicionado". Por lo regular, el terapeuta repite la
  frase—correctamente. De esta manera la persona oye la
  frase que desea enunciar. Con el tiempo, la podrá repetir.

- **Neologismos.** Los neologismos son palabras inventadas
  que los pacientes a veces dicen. En lugar de pedir que le
  encendieran el aire acondicionado, David podría haber
  dicho algo así como "Por favor, pongan el neosimón". No
  sólo su esposa no lo hubiese entendido, sino que el mismo
  David probablemente no habría tenido conciencia de estar

utilizando una palabra que más bien podría pertenecer al lenguaje de otra galaxia.

- **Perseveración.** La perseveración es la repetición o reiteración constante—algo que se dice una y otra vez. Si David hubiese tenido este problema, lo más probable es que hubiese dicho: "Por favor enciendan el aire . . . por favor, enciendan el aire . . . por favor, enciendan el aire".

- **Déficits pragmáticos.** Se caracterizan por un excelente vocabulario, un excelente uso de la gramática, un buen dominio del idioma—y una pérdida del uso "social" apropiado del lenguaje. Es posible que el paciente hable demasiado. Lo que dice puede estar lleno de frases ilógicas. Es posible que no se dé cuenta de lo inapropiadas que son sus palabras. Por ejemplo, al estar concentrado en tratar laboriosamente de lograr que le enciendan el aire acondicionado, David no podría interpretar las expresiones faciales de las demás personas, sus gestos, ni sus palabras.

Griego Para Mí

Un profesor de lenguas clásicas que sufrió un accidente cerebrovascular decidió obviar el latín y dedicarse a reaprender el griego, a fin de ver si la terapia del habla mejoraba la afasia. Al cabo de tres años las destrezas que había reaprendido le permitieron alcanzar de nuevo su nivel de competencia profesional en el griego, mientras que sus antiguos conocimientos de latín siguieron ausentes. ¿Conclusión? Muy evidente: la terapia del habla funciona.

La rehabilitación de la afasia se logra con máxima eficacia en las personas que han tenido un solo accidente cerebrovascular en el hemisferio izquierdo, han comenzado el programa de rehabilitación dentro de un plazo de tres meses después del episodio, y reciben tratamiento de terapia del habla regularmente.

Además de la afasia, el accidente cerebrovascular puede causar otros trastornos del habla, incluyendo los siguientes:

Incapacidad para Utilizar los Mecanismos del Habla

¿Recuerda la terapia del habla que nos daban en la escuela? ¿Cuando usted y su compañero de aula aprendían a no decir "l" por "r" y a formar correctamente los sonidos? Cuando ocurre un accidente cerebrovascular, los mismos mecanismos que no nos permitían formar ciertas palabras de niños se afectan. La persona que ha sufrido un accidente cerebrovascular puede tener dificultad para usar la lengua, los dientes y los labios en forma sincronizada. Este problema se llama **apraxia**. La boca, la lengua y la garganta de la persona pueden debilitarse, causando que las palabras se enuncien en forma muy confusa, un problema llamado **disartria**. Estos trastornos pueden impedir que la persona forme las palabras y exprese en voz alta lo que desea decir. El terapeuta del habla trabajará directamente con el paciente, concentrándose en los movimientos físicos necesarios para formar las palabras.

Problemas de la Escritura

La comunicación incluye también la palabra escrita, y muchos pacientes que han sufrido un accidente cerebrovascular y tienen dificultades con el habla también experimentan problemas al escribir. La persona no es capaz de escribir un párrafo completo. No recuerda todas las letras del alfabeto. No puede completar una oración. No sabe usar la gramática correcta.

La buena noticia es que es posible volver a aprender las destrezas de la escritura, o reformarlas. Una paciente que tenía discapacidad tanto del habla como de la escritura después de sufrir un accidente cerebrovascular podía comunicarse por medio de una técnica que le diseñó su terapeuta utilizando letras cortadas de libros y revistas. La paciente señalaba las letras que necesitaba para comunicarse. Las primeras palabras que expresó así fueron "por favor, ayúdenme".

Como ilustra claramente este ejemplo, donde hay voluntad, hay solución. Aunque el paciente no pueda escribir, los terapeutas del habla hallarán una forma para que se pueda comunicar. Se pueden usar recursos aumentativos que facilitan la comunicación tales como los descritos a continuación:

Tarjetas con palabras. Literalmente, a veces una o dos palabras reactivarán la memoria del paciente y le permitirán recordar una frase completa. Por ejemplo, las palabras "aire acondicionado" podrían ayudar al paciente a decir "Por favor, enciendan el aire acondicionado". Y al señalar con el dedo el aire acondicionado, el paciente también puede comunicar sus necesidades.

Ejemplo de las tablillas con dibujos que se utilizan en la terapia del habla.

Tarjetas con dibujos. Una foto dice más que mil palabras. También un dibujo. Recordemos el ejemplo anterior, cuando David utilizó el dibujo de un aire acondicionado como recurso para comunicarse, señalando encender o apagar, según el caso. En forma similar, una foto o un dibujo de distintos alimentos ayudará al paciente a planear un menú. El dibujo de una persona dormida lo ayudará a comunicar su necesidad de dormir.

Concentración en destrezas específicas. Aunque el placer de leer independientemente largos pasajes de un libro no se olvide, el énfasis de la rehabilitación está en las necesidades prácticas para poder vivir y funcionar en forma independiente. El terapeuta del habla ayudará al paciente a leer, a comprender y escribir su dirección y número de teléfono. Lo ayudará a leer, escribir y comprender las computadoras. Si la cognición está intacta pero el paciente no puede hablar, se pueden utilizar dispositivos especiales como los que permiten a la persona oprimir un botón o escribir para obtener una expresión hablada sintetizada.

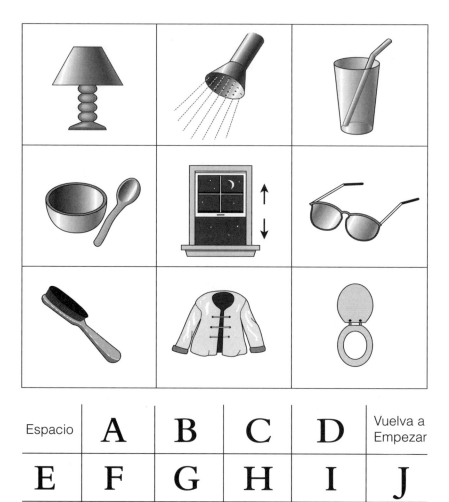

Ejemplo de las tabillas con dibujos que se utilizan en la terapia del habla.

Dificultades al Tragar

Imagínese las veces que usted ha deseado un vaso de agua helada cuando tiene sed. Imagínese que agarra el vaso y traga una cantidad enorme de agua. ¡Qué maravilla! Lamentablemente, muchos de los pacientes que han sufrido un accidente cerebrovascular no pueden darse este lujo—tengan o no mucha sed. Los músculos de la **garganta** y de la boca pueden estar debilitados por el accidente cerebrovascular y la conexión que controla el uso de estos músculos en el cerebro puede estar dañada. Este problema se llama disfagia y combina elementos tanto de la terapia del habla como de la terapia ocupacional. El terapeuta del habla trabajará con un paciente disfágico durante las comidas y le sugerirá:

- tomar pequeñas cantidades de alimento o pequeños sorbos de líquido
- masticar bien y completamente los alimentos
- permanecer sentada mientras come
- comer despacio, haciendo una pausa cada vez que traga
- comer alimentos cuya textura y consistencia los haga más fáciles de tragar

Continúa el Debate

¿Cuán eficaz es la terapia del habla? Sus pros y sus contras han sido objeto de debate en numerosas publicaciones médicas especializadas. Pero la verdad radica en lo que dicen las personas que se someten a ella. Un estudio de personas que han sufrido accidentes cerebrovasculares analizó los efectos de la terapia del habla en dos grupos iguales. Aunque ambos grupos experimentaron una recuperación espontánea durante los tres meses del estudio, solamente el grupo que recibió tratamiento continuó progresando y logró alcanzar la independencia funcional.

El terapeuta también ayudará al paciente inclinándole la cabeza hacia adelante para evitar que se ahogue con la comida y asegurar que no se acumule demasiado alimento en los lados de la boca donde la mejilla está paralizada. También le enseñará varios ejercicios que puede hacer para fortalecer los músculos de la boca y la garganta.

En nuestros hospitales el tratamiento de la **disfagia** es una labor de todo el equipo. El equipo de rehabilitación—integrado por un médico, un terapeuta del habla, un terapeuta ocupacional, una enfermera y un dietista—evalúa al paciente y le administra el tratamiento que necesite. Inclusive participan en el diseño del programa de tratamiento individual un terapeuta de respiración y un radiólogo.

Terapia de Recreación: El Disfrute del Mundo Externo

"Mucho trabajo y poca diversión" puede ser el lema de un adicto al trabajo, pero no es exactamente el secreto para disfrutar una vida equilibrada y plena. Tener una vida balanceada es tan importante para la persona que ha sufrido un accidente cerebrovascular como para cualquier otra. Mientras la persona aprende las técnicas para volver a hablar y realizar las actividades de la vida diaria, a veces le es difícil recordar que no es necesario prescindir del disfrute de la vida.

Esa es precisamente la labor del terapeuta de recreación. Este especialista ayuda a proporcionar el factor disfrute mientras que, al mismo tiempo, facilita un aprendizaje muy necesario para que el paciente pueda reintegrarse a la vida en sociedad.

Es vital que el paciente aprenda de nuevo a disfrutar de las diversiones y a adaptar las actividades que realiza en su tiempo de ocio a las discapacidades o impedimentos que pueda tener, por ejemplo, aprender a cuidar del jardín o a pescar utilizando equipos especiales. Por eso el terapeuta de recreación llevará a los pacientes

Señales que Indican Problemas al Tragar

La persona:

- tose o se atraganta repetidamente
- come o bebe demasiado rápido-o demasiado despacio
- toma demasiada cantidad de comida a la vez-o muy poca comida
- regurgita inmediatamente después de tomar un poco de alimento o un sorbo de agua
- inconscientemente acumula mucha comida en el lado de la boca, en las mejillas
- no puede controlar el flujo de saliva de la boca
- retiene el alimento encima del paladar
- no puede cerrar bien la boca o los labios
- hace movimientos anormales con la lengua
- hace un sonido como si estuviera haciendo gárgaras, como si tuviera la boca llena de agua

a museos, al teatro y a la biblioteca, donde podrán practicar en un ambiente real las lecciones aprendidas durante su tratamiento. El terapeuta de recreación les pondrá música, los hará participar en proyectos de arte, organizará reuniones y fiestas y ayudará a los pacientes a recuperar el arte de la conversación, así como el arte de escuchar y conocer por primera vez a alguien.

Relajación. Motivación. Más confianza en sí mismo. Respeto por sí mismo. Todos estos elementos forman parte de la terapia de recreación y pueden ser el factor clave para el éxito en un programa de rehabilitación, es decir, la diferencia entre el éxito y el fracaso.

El campo de trabajo del terapeuta de recreación varía mucho. En nuestros hospitales, a veces olemos ese maravilloso aroma de las galletitas acabadas de hornear. Otras veces podemos ayudar a plantar las semillas en el jardín de atrás. A veces vemos los souvenirs de la última salida en las ventanas y oímos las risas que vienen del patio, donde están jugando volleyball. Estas diversiones no sólo son placenteras, sino que ayudan al paciente a reintegrarse a la vida en comunidad con el mínimo estrés posible.

Capacitación para Adquirir Destrezas: Una Vida Plena

Los estudiantes universitarios no son los únicos que necesitan obtener una alta calificación en el examen de destrezas adquiridas. Establecido por el neurólogo Norman Namerow, el método *Skills Acquisition Training* (SAT) o Capacitación para Adquirir Destrezas es una visión total y funcional de la rehabilitación que utilizamos en nuestros hospitales con gran éxito.

Todos los integrantes del equipo terapéutico, es decir, todos los especialistas que administran la terapia física, la terapia ocupacional y la terapia del habla, participan en la Capacitación para Adquirir Destrezas y trabajan en forma concertada para ayudar al paciente a recuperar la independencia que necesita para funcionar en el mundo real.

Las cosas como son. La capacidad de resolver problemas no funciona en el vacío. Las computadoras sólo pueden ayudar hasta un punto. La mejor forma de volver a aprender una destreza es ponerla en práctica y utilizarla. Tomar el autobús. Leer un mapa. Ir al banco. Ir a la biblioteca a buscar un libro. Almorzar fuera. Contestar el teléfono. Todas estas actividades de la vida real pueden enseñar al paciente las destrezas para resolver problemas, así como las destrezas para distinguir secuencias, relaciones espaciales, percibir y comunicarse.

Evidentemente, la evaluación de cada paciente considera sus habilidades y debilidades en forma individual. Se anima a todos los pacientes a establecer metas realistas, posibles de lograr: el éxito conduce a la motivación—y esta conduce a otro éxito. Una persona que tenga problemas para tomar decisiones, problemas de la percepción y problemas del habla, por ejemplo, no irá al supermercado en la primera sesión de capacitación para adquirir destrezas. Su meta durante las próximas semanas podría ser preparar una lista de los alimentos que desea comprar cuando vaya al supermercado. Más tarde, durante su visita al supermercado, estará lista para seleccionar los alimentos que desea y contar el dinero al pagar. Éxito. Con cada meta que alcanza, el paciente gana más confianza en sí mismo. Su motivación se fortalece y su autoimagen se restaura. La magia de la capacitación para adquirir destrezas radica en el hecho de que, mientras se superan estos intangibles de la vida diaria, también se rehabilitan los problemas físicos y cognoscitivos causados por el accidente cerebrovascular.

De hecho, la última vez que hicimos la prueba con David, él y su esposa habían ido a un almacén para ver los precios de un aire acondicionado que querían instalar en su casa.

Antes de pasar al próximo capítulo, hay un punto crucial que deseamos subrayar—y volver a subrayar. El hecho de que una persona haya perdido la capacidad de hablar, de abotonar una blusa o utilizar el cuchillo y el tenedor no significan, en forma alguna, que haya perdido la inteligencia. Se trata, sencilla y llanamente, de una pérdida de función.

Es muy lamentable que la pérdida de una función a menudo se equipare a la pérdida de la inteligencia. La sociedad tiende a juzgar en forma falsa e injusta a las personas que tienen un impedimento o discapacidad física. Nos esforzamos continuamente por cambiar la forma errónea en que la gente siente y piensa, pero las emociones sí juegan un papel y pueden verse afectadas cuando está ausente la función, o cuando esta es deficiente.

CAPÍTULO 14

Hacia la Recuperación: Problemas Emocionales

*Mi vida cambió de la noche a la mañana.
De repente ya no podía ni ir al baño solo—
para no hablar de cumplir como esposo y
padre. Actualmente me siento un poco mejor,
pero, ¿cómo no iba a estar deprimido?*
—Un administrador de inversiones de 49
años que sufrió un accidente cerebrovascular

Reconocer los profundos y confusos sentimientos y emociones que puede crear un accidente cerebrovascular, tanto en lo físico como en lo sicológico, es tan fundamental como cualquier otro aspecto, puesto que podría significar la diferencia entre el éxito y el fracaso del plan de rehabilitación. Consideremos estos ejemplos:

- Marcos se esforzaba. Realmente se esforzaba. Practicaba en las barras paralelas con mucha disciplina. Estudiaba su cuaderno de la memoria una y otra vez. Pero si vamos a decir las cosas como son, se sentía un poco como un robot: actuaba mecánicamente. Un hombre como él, que había vivido más de medio siglo: un hombre que había mantenido a su familia y criado a sus hijos, que había tenido

siempre su propio negocio, que había experimentado todo
lo que hay que experimentar en la vida, de repente no
podía acordarse ni del nombre de la enfermera y tenía que
depender de los demás para que lo ayudaran a caminar.
Jamás lo diría, pero algunas veces deseaba, sencillamente, no
haber sobrevivido. Este sufrimiento, este dolor, era peor
que la muerte.

- Carolina no podía dormirse. Ya había llamado tres veces a
  la enfermera, quien estaba a punto de perder la paciencia.
  Se daba cuenta de eso. Pero estas emociones le daban tanto
  miedo que no podía quedarse sola. ¿Y si no se podía despertar nunca más? ¿Y si tenía otro accidente cerebrovascular? Comenzó a gemir más y más alto. Era como si otra
  persona la estuviera controlando. El sudor le brotaba por
  los poros a borbotones. Su ansiedad crecía.

- Juan Lorenzo miró a su esposa. Estaba dormida de espaldas
  a él y se mantenía lo más alejada posible. Antes de acostarse
  habían discutido y se habían enfadado uno con el otro—
  otra vez. Supuso que ella también estaba despierta, pregun-
  tándose cuándo cesaría esta tensión, este conflicto,
  pensando si alguna vez su vida volvería a ser normal. No
  sabía cómo hablarle. Lo intentaba, pero era muy difícil de
  expresar en palabras. No era que no la amase. No era que
  no quisiera abrazarla. Es que se sentía . . . tan inadecuado.
  ¿Cómo hacerle el amor si ni siquiera podía evitar que se le
  saliese la orina? ¿Cómo abandonarse al impulso sexual
  cuando ni siquiera se podía poner la ropa interior por sí
  solo? Ella había tenido tanta paciencia. Pero el tiempo
  pasaba y la situación no mejoraba.

- Los hijos de Milagros estaban extenuados. Se turnaban para
  visitar a su mamá en el centro de rehabilitación y se sentían
  entusiasmados con sus progresos. Pero les dolía mucho

verla así. Era muy difícil ver a su madre envejeciendo, incapaz de hacer todas las cosas que siempre había hecho. Trataban de no mostrar sus sentimientos para no herirla. Ni siquiera estaban seguros de lo que sentían. Ira, temor, dolor . . . tantas emociones los abrumaban.

Podemos hablar de las consecuencias físicas del accidente cerebrovascular en términos muy científicos y concretos. Podemos detallar las partes afectadas en el cerebro, el curso que puede seguir el émbolo. También podemos delinear los puntos específicos de un programa de rehabilitación: los ejercicios, las técnicas, el progreso.

Pero como ilustran estos ejemplos, las emociones no son tan fáciles de precisar. Son un confuso torbellino, una espiral que puede fluctuar de un día para otro, o cada hora. Y puesto que las emociones pueden causarnos tanto dolor y, al mismo tiempo, ser tan difíciles de comprender y explicar, la mayoría de las personas se sienten muy atemorizadas.

No obstante, como también podemos apreciar en los ejemplos anteriores, las emociones desempeñan un papel importante en el proceso de rehabilitación. De hecho, la actitud emocional tanto del sobreviviente como de las personas que lo atienden y cuidan puede afectar el resultado final. Un estudio reveló que aunque muchos de los sobrevivientes de un accidente cerebrovascular con el tiempo pudieron recuperar un 76 por ciento de su nivel de funcionamiento físico anterior, solamente pudieron recuperar el 33 por ciento de su nivel de funcionamiento social. Dicho de otro modo, la socialización—el tiempo compartido con los demás, las actividades de recreación y su estado de ánimo—no había mejorado tanto como debía. Ello se traduce en una calidad de vida inferior a la posible. Otro estudio confirma este hallazgo: al principio, la mayoría de las personas que sobreviven piensan que la vida después de un accidente cerebrovascular no vale la pena.

No tiene por qué ser así. Las emociones son, sencillamente, otro de los aspectos del accidente cerebrovascular y su rehabilitación. Comprender el proceso emocional que ocurre después de este evento puede ayudar a controlarlo, a ahuyentar los temores y a mejorar las probabilidades de éxito de la rehabilitación.

Veamos entonces, uno por uno, algunos de los problemas emocionales que puede causar el accidente cerebrovascular, comenzando con el shock, la incredulidad y la ira, que forman parte del . . .

El Proceso para Superar la Aflicción Causada por una Pérdida

La conocida sicóloga Elisabeth Kübler-Ross definió por primera vez las seis etapas de la profunda aflicción o congoja que siente el paciente durante una discusión de la enfermedad terminal. Podría haberlas aplicado muy bien a la persona que sobrevive un accidente cerebrovascular. Hay seis etapas que la persona que ha sufrido este tipo de accidente y su familia pueden atravesar después de pasar por este terrible evento.

Primera Etapa: Negación. El shock del accidente cerebrovascular tiene un propósito: oculta lo que la persona ha perdido y los cambios que afectarán su vida. Durante el tiempo que el paciente pasa en el hospital general, la familia frecuentemente siente una sensación de irrealidad, la sensación de que no es posible que esto les esté sucediendo. Lo mismo sucede en el caso del paciente, quien no puede creer que las cosas hayan cambiado, que un infarto haya podido alterar tan radicalmente su vida en un instante. Muchos incluso niegan que haya ocurrido el accidente cerebrovascular.

Segunda Etapa: Ira. A medida que va pasando el shock, sobreviene la ira. "No puedo creer que esto me esté pasando a mí, no es justo". Durante esta etapa es posible experimentar también otra forma de negación, la actitud de que, "ni te preocupes, que en tres meses estoy como nuevo." La familia también sentirá ira al contemplar sus nuevas circunstancias. Cuando la situación ya no represente una amenaza para la vida del paciente, entrarán en juego estas otras emociones.

Tercera Etapa: Negociación. Ya está pasando el momento de shock y ha comenzado el proceso de rehabilitación. El paciente se refugia en la esperanza de un nuevo comienzo, y espera un milagro. "Dios mío, si haces que mueva el brazo de nuevo, haré buenas obras por el resto de mi vida". También la familia "negocia" con Dios y se refugia, contra toda esperanza, en la creencia—irrealista—de que las cosas volverán a ser como antes.

Cuarta Etapa: Depresión. La realidad se impone. Es posible que ese ser querido nunca vuelva a ser la misma persona de antes. Su vida nunca será la misma. La estructura de la familia puede quedar irrevocablemente alterada. Es necesario llorar la pérdida de ese antiguo yo, su antigua imagen. Es posible, incluso, que los familiares sientan que la muerte hubiera sido preferible a esta "nueva" persona, lo cual crea un sentido de culpabilidad y engendra depresión. De hecho, la depresión constituye un problema tan importante que más adelante la discutiremos más detalladamente.

Quinta Etapa: Aceptación. La sanación no podrá ocurrir hasta que se ventilen estos sentimientos de depresión, culpabilidad e ira. La aceptación tiene una base racional: consiste en saber que las cosas serán diferentes, pero que pueden funcionar de todas maneras. En este momento el proceso de rehabilitación es intenso y la motivación mejora.

Sexta Etapa: Esperanza. Desde lo más hondo de la desesperación nace la esperanza. No una esperanza irrealista que lleve a pensar que ese ser querido será de nuevo la misma persona que antes era y que todo volverá a ser igual, sino una esperanza real y válida que nos dice "tengo valor así como soy, estoy vivo, y juntos podemos alcanzar las metas que sean posibles".

No todo el mundo pasa por estas seis etapas en su proceso emocional, y no todo el mundo las experimenta en el mismo orden. No obstante, el proceso de superar la aflicción, de llorar las pérdidas, desde el shock inicial hasta la aceptación final de la situación, evoluciona al mismo tiempo que el proceso de rehabilitación.

La Dinámica Creada por el Accidente Cerebrovascular: La Familia en Crisis

El siguiente es un ejemplo del torbellino emocional que puede crear un accidente cerebrovascular para la familia. Uno de nuestros pacientes, un señor de 72 años, completó satisfactoriamente el proceso de rehabilitación a lo largo de ocho meses. Funcionaba bien en el aspecto físico, cognoscitivo y social. La evaluación de independencia funcional, la cual mide la capacidad del paciente para funcionar (vea "Herramientas para Establecer Diagnóstico" en el Capítulo 9) mostró que podía funcionar en forma totalmente independiente con la ayuda de un bastón y unos cuantos accesorios para facilitarle la tarea de vestirse. Pero en cuanto volvió a su casa, entró en un proceso de regresión. De repente empezó a tener lapsos de memoria. No tenía energía para hacer nada. Necesitaba que su familia lo asistiera en todo, desde traerle varios vasos de agua en medio de la noche hasta vestirlo. Lamentablemente, mientras más ayuda pedía, más resentidos se mostraban los familiares. Entraron en un círculo vicioso y la confusión, la ira y la hostilidad reinaron en la casa hasta que el centro de rehabilitación intervino. Durante una visita de seguimiento el equipo de rehabilitación ayudó a la familia a reconocer las dinámicas que estaban en juego; a darse cuenta que cada miembro de la familia, incluido el que había sobrevivido el accidente cerebrovascular, estaba exacerbando la situación y alimentando el ciclo destructivo.

El Lado Más Ligero de las Cosas

En su primer episodio de la temporada 1998–1999, el programa de televisión *Frasier*, muy popular en Estados Unidos, utilizó las seis etapas del proceso para superar la aflicción formuladas por Elisabeth Kübler-Ross. En este episodio, Frasier, el protagonista, tiene que lidiar con el hecho de haber perdido su empleo en la temporada anterior. Sus emociones abarcan toda la gama, desde negar que ha sido despedido, hasta aceptar finalmente la necesidad de buscar otro tipo de empleo, y saber que puede lograrlo.

Sí, es cierto. La dinámica familiar cambia cuando ocurre un accidente cerebrovascular. No hay ninguna duda. Y el papel de la familia, la forma en que cada persona se siente y sus limitaciones son elementos cruciales en esa dinámica. Detengámonos un momento a considerar la situación.

Es posible que los papeles de cada miembro de la familia cambien o incluso haya una reversión: el cónyuge puede convertirse en padre; el padre en hijo.

Entra en juego una aguda dependencia, aunque se trate simplemente de acompañar al familiar que ya no puede hacer lo que antes hacía a resolver algunas diligencias.

La tensión es constante porque, aunque nadie se atreva a decirlo, todos están pensando: "¿Y qué haremos si sucede de nuevo?"

Aun teniendo en cuenta lo difícil que es lidiar con esta situación, es fundamental que ello no obstaculice el proceso de rehabilitación. En este ejemplo la regresión de la persona que sufrió el accidente cerebrovascular afectó a la familia y el resentimiento de la familia lo afectó a él. Se convirtió en un niño pequeño incapaz de funcionar con independencia, lo cual subraya un hecho ampliamente constatado: es necesario tratar a la persona como adulto, o entrará en un proceso de regresión y el progreso hacia la rehabilitación se detendrá.

El sobreviviente de un accidente cerebrovascular y su familia están unidos por su aflicción y su pena, por sus actitudes y por las presiones que la situación les impone. Sus reacciones pueden ser diferentes y sus emociones pueden alimentarse de las que manifiestan los demás, pero todo miembro de la familia debe cooperar para promover estrategias eficaces de cambio y crear un ambiente sano en el hogar.

De hecho, estas cuestiones tienen una importancia tan crucial para la salud del paciente y para la salud de cada miembro de su familia que dedicaremos un capítulo a tratar este tema.

Por el momento, deseamos concentrarnos en la persona que ha sufrido un accidente cerebrovascular, su estado y progreso emocional, y su rehabilitación.

El problema que más frecuentemente afecta al paciente cerebrovascular en mayor o menor grado es . . .

La Depresión

Ante todo, es necesario reconocer un hecho de suma importancia: es normal sentirse deprimido después de pasar por un accidente cerebrovascular. Entre un 30 y un 50 por ciento de las personas que sobreviven este evento experimentan depresión. Y tiene mucho sentido.

En primer lugar, hay que considerar las discapacidades en sí, la situación, muy real y penosa, de la persona que ya no puede, por ejemplo, vestirse o recordar nombres y fechas que antes sabía. Mientras más debilitantes sean los efectos del accidente cerebrovascular, más deprimido se sentirá el paciente.

Entonces debemos considerar el daño que ha ocurrido en el cerebro, el desequilibrio químico, las señales que no se están conectando ni transmitiendo. Los estudios muestran que los accidentes cerebrovasculares en el hemisferio izquierdo crean más problemas depresivos que los que afectan el hemisferio derecho.

Sea cual sea el disparador que la haga manifestarse, la depresión puede crear altibajos emocionales que podrían resultar sumamente difíciles de manejar para la familia. También puede causar un sinnúmero de problemas del comportamiento, desde una hostilidad injustificada hasta un aislamiento muy agudo.

El equipo de rehabilitación está consciente de que el componente emocional es vital para mantener una buena motivación y avanzar en el proceso. Uno o varios de los integrantes del equipo reconocerán las señales de depresión y recomendarán terapia. El médico puede recetar un antidepresivo diario.

El equipo de rehabilitación se mantendrá alerta para detectar los problemas y actitudes emocionales que pueden crear y prolongar la depresión. Algunos de estos son:

Centrarse en las esperanzas, aspiraciones y sueños que han cambiado para siempre. Ya no puede jugar al tenis, ni tejer, ni leer durante horas. No puede soñar con ir a París.

Un miedo abrumador a envejecer, a la muerte y a perder la independencia. Tal vez ha capeado bien este temporal, pero, ¿qué sucederá con el próximo, y el próximo y el próximo, cuando esto vuelva a ocurrir? ¿Cómo se sufragarán los gastos de la familia?

Una autoimagen distinta. Físicamente es una persona diferente. Esté o no atada a una silla de ruedas, se ve en el espejo y es una mujer discapacitada. Es muy doloroso.

Pérdida de la autoestima. Todos estos elementos afectan negativamente la autoestima y el respeto que sentimos por nosotros mismos. Los centros de rehabilitación tratan de circunvenir estos problemas animando a los pacientes a vestirse como si fueran a salir, en lugar de usar las batas y pantuflas propias de los hospitales. Se anima a las damas a maquillarse. La higiene y el aseo personal son esenciales. Estas rutinas no sólo ayudan a reentrenar las destrezas para realizar las actividades de la vida diaria, sino que también ayudan al paciente a recuperar su sentido de identidad propia, su autoestima y su control sobre el medio ambiente.

Los Síntomas de la Depresión

1. Agotamiento físico y poca energía
2. Llanto excesivo
3. Aislamiento
4. Aburrimiento e indiferencia—a las personas y actividades
5. Incapacidad para concentrarse o tomar decisiones
6. Queja de problemas físicos que no son de origen físico
7. Dormir demasiado o muy poco
8. Demasiado apetito o inapetencia
9. Ansiedad excesiva
10. Irritabilidad excesiva
11. Sentimientos irracionales de culpabilidad y falta de valor como persona
12. Depresión e incapacidad para encontrar placer en la mayoría de las actividades
13. Pensamientos recurrentes de suicidio y muerte

Si su ser querido manifiesta cinco o más de estos síntomas a diario durante más de unas semanas, es posible que esté sufriendo de depresión como consecuencia del accidente cerebrovascular. Es imprescindible que discuta la situación con el médico inmediatamente. Estos síntomas pueden ser señal de una depresión que es necesario tratar, puesto que la depresión podría sabotear la rehabilitación y la calidad de vida de su ser querido.

La depresión puede ir más allá de disminuir la motivación y crear un caos familiar: puede dar al traste con el éxito del proceso de rehabilitación. Los estudios han demostrado que una vez que llega la depresión las habilidades funcionales van en declive. Otros estudios han probado que los pacientes deprimidos son los más discapacitados y los que peor prognosis tienen. La correlación entre la depresión y las habilidades funcionales es tan directa que si el paciente no progresa tan rápidamente como se esperaba, este hecho se considera una señal de alarma: tal vez el paciente esté deprimido.

No todas son malas noticias. También las hay buenas. Una vez diagnosticada, es posible tratar la depresión. El tratamiento incluye medicamentos antidepresivos (como vimos en el Capítulo 10), terapia individual y sesiones con grupos de apoyo. Otras técnicas que utiliza el equipo de rehabilitación incluyen:

Actividades programadas. Una rutina movida y estructurada mantendrá al paciente ocupado y promoverá un sentido de orden cuando las emociones sean abrumadoras, dándole también un sentido de propósito.

Establecer metas. Las metas realistas a corto y largo plazo pueden ir muy lejos cuando de motivación se trata y acentuar las actitudes positivas. A medida que alcance sus metas, el paciente se sentirá mejor consigo mismo.

Actividades de recreación. Los beneficios de la recreación son un antídoto vital para la depresión. Salir, participar en excursiones y realizar las actividades de la vida diaria rodeado de otras personas, por ejemplo, ir al supermercado o al banco, puede ayudar a poner las cosas en perspectiva.

Conocimiento. El conocimiento nos hace sentir más fuertes y poderosos. Todo lo que aprendamos sobre el accidente cerebrovascular y la depresión nos ayudará a encontrar la luz cuando esos desconocidos "monstruos" amenacen con abrumarnos.

Capacitación en el autoconocimiento. En nuestros hospitales contamos con un área que se utiliza con los pacientes. En ella hemos colocado una cama, muebles, una cocina completa y hasta un baño. Este ambiente permite al paciente y al equipo de rehabilitación concentrarse en desarrollar el autoconocimiento y en restaurar las destrezas necesarias para funcionar en el "mundo real" bajo condiciones seguras y con la supervisión estricta de un equipo bien experimentado. Mientras más veces el paciente logre tender la cama, preparar un sandwich o barrer el piso, más confianza desarrollará en sí mismo. La depresión disminuirá. También la familia comenzará a sentirse más capaz de manejar las cosas cuando el paciente regrese al hogar. Su confianza irá en aumento. Lo mejor es que la capacitación para desarrollar el autoconocimiento aumenta la motivación, dando al paciente un sentido de urgencia, el "empujón" que necesita para entregarse de lleno al proceso de rehabilitación.

Más Sobre la Depresión

Muchas personas que desarrollan síntomas de depresión después de sufrir un accidente cerebrovascular presentan el mismo tipo de desequilibrio químico en el cerebro que otras personas con depresión severa que no han tenido este tipo de evento. Sus problemas sicológicos son similares. El abuso del alcohol y de las drogas, por ejemplo, puede tener relación con un accidente cerebrovascular, pero ese mismo tipo de abuso es también un síntoma común de depresión en casos que nada tienen que ver con un accidente cerebrovascular.

La depresión puede afectar nuestra capacidad para pensar y recordar, prestar atención, concentrarnos y resolver problemas. Incluso podría dar la impresión que la persona ha sufrido lesión cerebral cuando no es así.

El Paciente Cerebrovascular y la Sexualidad

Aunque se trata de una cuestión vital, a veces no se presta la debida atención a la sexualidad durante el proceso de rehabilitación. Los problemas sexuales son harto comunes después de un accidente cerebrovascular, pero aun así frecuentemente se obvian. La vergüenza, el temor, la ansiedad—todos estos sentimientos pueden impedir al paciente o su cónyuge hablar del tema, particularmente si el equipo de rehabilitación no lo saca a relucir.

La disfunción sexual es común en estos casos, pero disfunción no significa desinterés. Un estudio ha revelado que aunque la actividad sexual disminuyó en un 60 por ciento después del accidente cerebrovascular, el interés en la misma sólo disminuyó en ¡un 14 por ciento!

Usted y su cónyuge no son los únicos que tienen dudas y temores en lo relativo al sexo. Y hay excelentes noticias: los nuevos medicamentos y tratamientos pueden ayudar a restaurar esta vital función humana. Mejor noticia aún es que las investigaciones han revelado que no hay peligro en reanudar la vida íntima poco después de sufrir un accidente cerebrovascular, aunque siempre es mejor consultar antes con el médico.

Los principales problemas que pueden crear un conflicto relacionado con la sexualidad en el paciente cerebrovascular son:

Escape Emocional

Existe una relación crucial entre el accidente cerebrovascular y las emociones: cualquier problema de la personalidad que haya existido antes de ocurrir el accidente puede manifestarse en forma exagerada después. Si el paciente sufría de ansiedad antes, es posible que después su ansiedad sea aún mayor. Lo mismo podemos decir de la depresión, los altibajos emocionales, la hostilidad y la disfunción sexual.

Temor. La persona que ha sobrevivido un accidente cerebrovascular teme que este problema recurra—mientras hace el amor. A más temor, más ansiedad, todo lo cual se traduce en una disfunción. No obstante, los estudios muestran que este temor no tiene fundamento. Si la persona puede realizar en forma normal las actividades de la vida diaria, también puede hacer el amor. La presión arterial se eleva de la misma forma en ambas situaciones.

Incapacidad como consecuencia de los problemas que trae el accidente cerebrovascular. La imposibilidad de hablar, los problemas de la memoria, las dificultades en la percepción, la parálisis y la discapacidad en el sentido del tacto, la vista o la audición son todos factores que pueden obstaculizar la actividad sexual, particularmente tal y como era antes de ocurrir el accidente cerebrovascular. No obstante, hay muchas formas de dar y recibir placer. Si algún impedimento o discapacidad no permite al paciente disfrutar el sexo, no sólo es vital que el paciente y su pareja hablen entre sí, sino también que consulten con el médico. Probar posiciones diferentes, el uso de vibradores, informarse y utilizar algunos de los nuevos recursos para lograr la erección (por ejemplo, la Viagra®) pueden ayudar a aumentar el placer y disfrute del sexo.

Discapacidad emocional. La impotencia también puede manifestarse como un síntoma de depresión o como consecuencia de los cambios en la personalidad. Ello afecta la autoimagen y puede traducirse en falta de interés en el sexo. Si surge este problema, es necesario consultar con el médico o con uno de los integrantes del equipo de rehabilitación, quien hará todo lo posible por brindar ayuda.

Incontinencia. Evidentemente el descontrol de la vejiga y los intestinos pueden dar lugar a una situación incómoda durante el acto sexual. Esto también puede socavar la autoestima y, al mismo tiempo, el deseo sexual. No obstante, es posible lidiar en forma eficaz con los catéteres y otros dispositivos durante la actividad sexual. Los consejeros pueden brindarle sugerencias que le permitan dar y recibir placer a pesar de los impedimentos físicos.

Consideraciones de índole médica. Muchos medicamentos, incluidos los antidepresivos, afectan la sexualidad. Cerciórese de saber los posibles efectos secundarios de los medicamentos que usted o su ser querido están tomando.

Un último punto a destacar. El accidente cerebrovascular no implica automáticamente una disfunción sexual. Muchas personas que sobreviven este tipo de accidente no experimentan problemas sexuales. Por el contrario, entre un 20 y un 25 por ciento de las personas que sobreviven un accidente cerebrovascular reportan un *aumento* en la actividad sexual. En suma, si antes de sufrir un accidente cerebrovascular la pareja tenía una buena relación y acercamiento, los seguirán teniendo después.

Otros Comportamientos, Otras Vidas

La depresión y ausencia del impulso sexual son solamente dos de los problemas que pueden sabotear el bienestar emocional. Otros son:

Discapacidad de la atención. María Marta era incapaz de hablar con sus compañeros en el centro de rehabilitación durante más de cinco minutos. Jairo era incapaz de leer más de un párrafo o dos. La reducción del tiempo durante el cual el paciente es capaz de concentrar su atención es un problema que podría ser consecuencia de los impedimentos cognoscitivos causados por el accidente cerebrovascular, y podría ser particularmente difícil de manejar para la familia. El paciente cerebrovascular a veces repite las tareas una y otra vez y actúa como un niño pequeño que no se puede estar tranquilo ni un segundo. Es posible también que sólo pueda pasar unos pocos minutos leyendo o mirando la televisión.

El Sexo y la Edad

Nuestra sociedad tiende a tener la mala costumbre de considerar asexuales a las personas discapacitadas—incluidas las que sobreviven un accidente cerebrovascular—y a las personas de edad avanzada. Aclaremos que nada está más lejos de la verdad. A veces lo que falta es una pareja. Una encuesta realizada en 1998 por el National Council on the Aging en Estados Unidos reveló que la mitad de los norteamericanos de más de sesenta años tienen relaciones sexuales al menos una vez al mes. Lo que es más, el 74 por ciento de los hombres y un 70 por ciento de las mujeres se sentían emocionalmente satisfechos en sus relaciones, y un 43 por ciento afirmó que actualmente disfrutaban el sexo tanto como cuando eran jóvenes.

Problemas de ansiedad. Laida se despertaba de madrugada con el corazón que se le quería salir del pecho y la boca reseca. Sentía que estaba teniendo otro accidente cerebrovascular aunque acababa de hacerse todas las pruebas y no tenía ningún problema de salud. Jorge se negaba a levantarse de la cama. Estaba aterrorizado y el corazón le latía a mil por segundo. Estas dos personas sufrían de una gran ansiedad debido al miedo abrumador que trae como consecuencia el accidente cerebrovascular. La ansiedad puede durar mucho tiempo y se exacerba con el exceso de estímulo, la falta de paciencia y el agotamiento, que muy bien podrían ocurrir si el equipo de rehabilitación no se mantiene al tanto de la situación.

Es posible disminuir la ansiedad mediante una técnica sencilla pero muy eficaz: tomar decisiones. Dar al paciente el poder de tomar decisiones lo ayudará a sentirse más en control de su destino. Incluso un mínimo grado de control puede reducir el estrés causado por la ansiedad.

Altibajos emocionales. Milton estaba tan, pero tan calmado hacía apenas unos minutos. De pronto ha empezado a gritar como un energúmeno. Julia no deja de llorar aunque hace apenas unos segundos estaba muerta de la risa con los chistes de su terapeuta.

Creencias Irracionales

La mayor parte del estrés que tenemos en nuestra vida se origina en nuestra forma de ver el mundo e interpretar lo que nos sucede. ¿Cuáles son nuestras creencias? El sicólogo clínico Albert Ellis nos enseña que muchas de nuestras creencias son irracionales y que establecer metas poco realistas o abrigar expectativas poco realistas conducirá a un mayor estrés.

El Dr. Ellis nos aconseja evitar los "debo" y "tengo que". Castigarnos a nosotros mismos pensando "debí o no debí hacer esto o aquello" rara vez ayuda, particularmente después de sufrir un accidente cerebrovascular.

Deje a un lado estas creencias irracionales. Establezca metas realistas y el estrés irá disminuyendo.

El accidente cerebrovascular altera la personalidad y hace inestables a las personas. El estado de ánimo del paciente cerebrovascular puede variar día a día, e incluso hora a hora, en un segundo. Esto es difícil de aceptar para los familiares, sobre todo si no entienden la causa. Aunque un cambio abrupto en la personalidad no significa que la persona no esté progresando, es posible que lo veamos de esta forma y eso puede descorazonar y desalentar a la familia. Las fluctuaciones del estado de ánimo son comunes después de un accidente cerebrovascular y normalmente la situación mejora con el tiempo. Por ello es vital enseñar a la familia que en estas situaciones lo que se manifiesta es la personalidad, pero eso no quiere decir que se haya perdido el progreso.

Manejo del Comportamiento

Ira, hostilidad, llanto . . . comportamientos impredecibles que pueden afectar a la familia, e incluso el éxito del paciente en su adaptación al mundo externo porque pueden obstaculizarle el reintegrarse al trabajo, asistir a eventos sociales y participar activamente en la comunidad.

En nuestros hospitales les decimos a los pacientes que súbitamente tienen que enfrentarse con una lesión o enfermedad que altera totalmente su vida: "sabemos que esto no es algo que usted pidió". Pero el accidente cerebrovascular es una realidad que el paciente debe encarar y solamente el paciente mismo puede proporcionar la perseverancia, la fuerza de voluntad y la determinación para ayudarse a sí mismo. Es una realidad difícil de aceptar, pero la aceptación es un requisito para hacer los ajustes emocionales . . . y para una rehabilitación eficaz. El paciente tiene que participar en el proceso tan activamente como sus familiares y como todos los integrantes del equipo de rehabilitación.

Las diversas terapias que se emplean en la rehabilitación ayudan a fortalecer la estabilidad emocional por medio de la educación, el autoconocimiento y el uso de medicamentos. Todas ellas trabajan al unísono para alcanzar metas realistas y comunes y contribuir a reducir la posibilidad de que se manifiesten la ansiedad, la depresión, el abuso de alcohol o barbitúricos y la dependencia. Al mismo tiempo, estas sólidas metas también fortalecen la confianza del paciente en sí mismo y su esperanza y lo motivan a mejorar.

A esta "receta" para lograr el éxito en la rehabilitación se añade un ingrediente más, de gran importancia: la terapia de manejo del comportamiento que ponen en práctica los distintos miembros del equipo de rehabilitación. Como parte de la terapia física, ocupacional o del habla, el manejo del comportamiento contribuye a controlar las emociones negativas y el comportamiento inadecuado.

Respuesta inmediata. Cada uno de los integrantes del equipo de rehabilitación está capacitado para intervenir rápidamente si el paciente tiene una explosión de ira o su conducta se vuelve amenazadora. Lentamente, sin ejercer ningún tipo de coacción ni imponer ningún castigo, el terapeuta dirigirá la atención del paciente hacia otra cosa y conseguirá que se calme. Más tarde, cuando haya pasado el incidente, se intentará modificar el comportamiento.

Sistema de recompensas. Es necesario premiar el comportamiento socialmente aceptable. A fin de motivarlo, los miembros del equipo de rehabilitación también están especialmente capacitados para notar cuando el paciente hace algo bien y aprovechar la oportunidad para ofrecerle una recompensa. Cada vez que el paciente ejerce el autocontrol en lugar de dejarse llevar por el deseo de llorar, o aplica la lógica en lugar de tener una rabieta, recibe puntos o fichas que más tarde puede cambiar por tiempo adicional para ver la televisión, por ejemplo, o una excursión. Aunque pueda parecer tonto, no lo es. Es un método que funciona—y funciona bien—porque ayuda a motivar al paciente y a guiarlo para que pueda gradualmente reeducarse y comportarse en forma socialmente aceptable y regresar, tal vez, a su papel anterior. No se le impone ningún castigo por comportarse en forma inapropiada, pero sí se refuerza la buena conducta.

El Vaso Medio Lleno: El Optimismo Se Aprende

Todos conocemos a personas que son así: nunca hablan bien de nadie y siempre lo ven todo negro. En toda situación imaginan que lo peor va a suceder. Si no nos protegemos de ellos, drenarán nuestra energía y nos contagiarán su pesimismo.

El optimismo se aprende. Las personas que mantienen una actitud positiva e insisten en ver el vaso medio lleno—en lugar de medio vacío—gozan de mejor salud y tienen más éxito. En la rehabilitación esto es particularmente cierto. Si a pesar del accidente cerebrovascular y de la discapacidad el paciente se esfuerza diligentemente día a día en ser más optimista y positivo, los demás también se sentirán inclinados a adoptar esa actitud. El optimismo es contagioso.

Técnicas de autosupervisión. Josefina lleva un diario para ayudarse a ejercer el autocontrol. Cada vez que por sí misma logra controlar sus deseos de gritar y seguir gritando, anota una X en la columna correspondiente al "comportamiento apropiado". Cada vez que se deja llevar por la tentación de no parar de gritar, anota una "X" en la columna correspondiente al "comportamiento inapropiado". Si hay muchas "X" en la columna del "comportamiento apropiado", eso le dice que, en efecto, está pensando antes de actuar. Mientras más veces sucede esto, más recompensas recibe.

Negociación. Durante la terapia del habla la negociación podría, por ejemplo, ayudar a mantener al paciente motivado durante diez minutos más. En la fisioterapia puede constituir la diferencia entre caminar unos cuantos pasos en las barras paralelas o quedarse inmóvil. ¿Qué es? Es el mismo tipo de "negociación" que usted ensaya con su hijo: diez minutos más y te daré un premio. Y funciona muy bien.

Disminuir las distracciones. Todo lo que Pablo tiene que hacer es mirar a los demás pacientes. Se pone tenso como una cuerda de violín. Beatriz no puede soportar que muchas personas hablen a la vez entre sí en el comedor. Sammy es incapaz de tomar una decisión. Al igual que un estudiante que necesita bajar el volumen de la música para poder concentrarse en la materia del examen final, los pacientes cerebrovasculares podrían necesitar estar expuestos a menos estímulos simultáneos para poderse concentrar en la tarea que deben realizar. Las situaciones que ponen incómodo al paciente pueden resultarle realmente abrumadoras, producirle una gran ansiedad y hacerlo perder el control. Para evitar que esta situación dé lugar a un comportamiento inapropiado, el número de estímulos se puede controlar en el hospital. Es posible evitar las situaciones incómodas hasta que el paciente sea capaz de lidiar con ellas.

Grupos de apoyo. Darse cuenta que no está solo, que hay otras personas que comparten su misma situación, es lo que más ayuda a aliviar la angustia, el dolor y el temor. Estas otras personas comprenden, porque están pasando por lo mismo. Sienten igual. El grupo de apoyo permite a los pacientes compartir sus sentimientos y emociones sin riesgo. No es necesario que se autocensuren por su manera de sentir como tal vez se sentirían obligados a hacerlo con sus familiares. Como beneficio adicional reciben la empatía, la comprensión, comentarios y sugerencias instantáneas, así como consejos prácticos de otras personas que han sufrido lo mismo, en carne propia.

CAPÍTULO 15

Un Nuevo Camino
Hacia la Recuperación:
Plasticidad Neural

Al principio daba la impresión que mi brazo izquierdo estaba mejorando muy rápidamente, pero después pareció que la mejoría se estancaba. La terapeuta me sugirió que probáramos con un nuevo tipo de ejercicios llamados terapia de restricción y uso forzado. En dos semanas ya estaba mejorando y progresando otra vez.

—Un señor de 58 años, paciente externo de HealthSouth, que había sufrido un accidente cerebrovascular seis meses antes

Hace aproximadamente cinco años, en un laboratorio de la Universidad de Tejas, Recinto de Houston, el Dr. Randolph J. Nudo y un grupo de simios comenzaron a hacer historia. Y la historia comenzó con una serie de experimentos en los cuales los monos, todos los cuales tenían una mano paralizada, fueron divididos en tres grupos.

Un grupo recibió buenos cuidados, agua y alimentos y una jaula limpia, pero no les dio rehabilitación ni se les administró ninguna terapia para restablecer el movimiento de la mano.

El segundo grupo de simios no sólo recibió buenos cuidados, sino también algunas terapias básicas. Se les enseñó a mover el brazo, pero no se hicieron ejercicios para desarrollar el movimiento individual de cada dedo ni para realizar tareas funcionales como recoger una pelota y lanzarla, decir adiós o rascarse la cara. Este grupo no mostró mayor mejoría que el grupo que no había recibido ninguna terapia. En otras palabras, con la terapia rudimentaria se logró . . . pues . . . nada.

Con el tercer grupo las cosas fueron muy diferentes. Recibieron la mejor "terapia de rehabilitación de simios" que existe en el mundo. No sólo recibieron los mismos buenos cuidados proporcionados a los otros dos grupos, sino que también se les puso a trabajar activamente: se les requería realizar tareas específicas y utilizar individualmente los dedos para recoger pelotillas de alimento de unos pequeños hoyos. ¿Cuáles fueron los resultados con este grupo? *Pues este grupo se desempeñó considerablemente mejor que los otros dos, y tuvo mucho más éxito en cuanto a recuperar la función de la mano paralizada.*

Por sí solo, este hallazgo demuestra que la calidad de la rehabilitación es más importante aún que la rehabilitación en sí. Y hay más:

Cuando el Dr. Nudo llevó a cabo estudios sofisticados con estímulos eléctricos en el último grupo de monos, halló algo que no se había observado en los otros dos grupos: el área del cerebro próxima al área dañada era la que normalmente controlaba el movimiento de los hombros. En el tercer grupo, este "local de movimiento de los hombros" había aumentado de tamaño—y había asumido el control del funcionamiento de la mano.

Dicho de otro modo, el área del cerebro que estaba dañada (en este caso, la que controlaba el movimiento de la mano) ya no podía funcionar, pero otra área del cerebro asumió su función.

El cerebro había redirigido—literalmente—sus mensajes, transportando a los mensajeros más allá de los neurotransmisores normales y enviándolos a través de un pasaje diferente-para lograr, en última instancia, el mismo resultado. De la misma manera que una autopista modifica el camino que tomará un chofer para ir de una ciudad a otra, el cerebro modifica la ruta que utilizan los mensajes para llegar adonde necesitan llegar; es decir, crea su propia "autopista".

Lo importante es que el mensaje llegue—y llega. El Dr. Randolph J. Nudo y sus simios probaron que el cerebro es capaz de "reconectarse", un descubrimiento muy prometedor para la rehabilitación de los accidentes cerebrovasculares que ofrece nuevas esperanzas y nuevas opciones de tratamiento a las personas que una vez pensaron que no podrían funcionar con la misma capacidad que antes.

Así nació la plasticidad neural.

Pero, antes . . .

Aunque el Dr. Nudo y sus colegas hayan proporcionado una prueba para lo que hasta ese momento se consideraba sólo una teoría, la idea de que el cerebro es flexible y resistente se había planteado ya hace muchos años, mucho antes de que la palabra "plástico" fuera incluida en el diccionario.

En 1915 el Dr. Shepherd Ivory Franz observó que muchas discapacidades motoras en las personas que acudían a su hospital parecían haber ocurrido *después* de un accidente o ataque cerebrovascular. En otras palabras, la parálisis de una mano, un dedo o una pierna parecía provenir de la falta de uso, y no de una incapacidad inducida por el accidente. Franz llamó a este fenómeno "parálisis no tratada" y en 1917, trabajando en colaboración con otro investigador, el Dr. R. Ogden, determinó que al restringir el movimiento de la pierna o brazo afectado (terapia de uso forzado):

- El masaje en la extremidad afectada y no restringida no produjo absolutamente ningún resultado . . .

- Pero el uso forzado de la pierna o brazo restringido condujo a una recuperación significativa.

Al investigar la teoría de la incapacidad aprendida, el sicólogo Martin Seligmann concluyó que los animales que no obtienen un refuerzo positivo por sus esfuerzos con el tiempo "se rinden"—es decir, aprenden a ser inútiles, a no valerse por sí mismos. Sencillamente, dejan de realizar el esfuerzo.

Años después, en 1980, el Dr. Edward Taub llevó estos hallazgos un paso más allá al descubrir que esa falta de uso aprendida era más destructiva para el éxito de la rehabilitación que no administrar ninguna terapia. Así comenzó a formular sus teorías sobre la terapia de restricción y uso forzado, en la cual se fuerza a la extremidad paralizada a actuar.

¿Cómo se relaciona esto con la plasticidad neural?

Es bastante sencillo.

Volvamos por un momento al ejemplo de la autopista. Para que se construya una nueva carretera y valga la pena echar el concreto e instalar los barandales de protección, es necesario saber que los vehículos transitarán por ella. La autopista requiere uso. Si no se usa, se irá deteriorando por falta de tránsito. Las hierbas malas comenzarán a salir por las grietas entre los bloques de concreto. Se formarán hoyos donde se acumulará el agua, causando aún más daño. Las estaciones de servicio cerrarán sus puertas. Tal vez la primera ruta haya cerrado debido a un accidente traumático o a un "acto de fuerza mayor", pero, si nadie la usa, la segunda ruta correrá la misma suerte de la primera.

Por el contrario, si forzamos a los vehículos a transitar por esa nueva ruta y les indicamos con todas las flechas, señales y letreros de alerta que deben desviarse y tomar la nueva carretera, seguramente lo harán. Con el tiempo transitarán felizmente por ella, con el sol dándoles de lleno en el parabrisas, como si esta carretera hubiera existido siempre.

La plasticidad cerebral y la nueva terapia de rehabilitación se basan exactamente en el mismo principio:

Al forzar al paciente a utilizar la pierna o el brazo afectado por la lesión, se estimula al cerebro a reorganizar su masa de sinapsis y sus neurotransmisores, a "reconectar" una nueva ruta y—literalmente—a asumir el control de la situación: ¡Mueve esa pierna! Lo que sucede es que en vez de dar esa orden, digamos en español, la da en inglés. En vez de ordenarle tomar la Ruta 23, le ordena al mensaje tomar la Autopista 10.

Lo importante es que el trabajo se hace y la rehabilitación funciona.

**No hay situaciones que no tengan remedio.
Sólo hay seres humanos que han perdido la
esperanza de remediarlas.**
—*Claire Boothe Luce*

Esa Misteriosa Materia Gris

Carla no era muy dada a la introspección. Se las había arreglado para vivir sus 65 años sin ningún percance de mayor importancia. Había criado a sus hijos y los había visto graduarse de la universidad y emprender carreras de gran éxito. Tenía también una buena relación con su esposo. No era que su matrimonio estuviera siempre lleno de momentos intensos y memorables, pero su relación era sólida e íntima. Tenía a sus amigos y disfrutaba su trabajo a jornada parcial en una clínica. Aunque nunca fue de vacaciones a una de esas fabulosas ciudades de ensueño, ni había viajado muy lejos de su casa, se sentía contenta, feliz y satisfecha con su vida.

Por supuesto que no todo había sido color de rosa. Sí había tenido algunos problemas de salud y su médico le repetía continuamente que necesitaba ocuparse urgentemente de ellos. Era hipertensa y diabética y necesitaba tomar medicamentos para controlar ambos problemas aunque caminaba tres veces por semana a buen paso y hacía lo posible por mantener una dieta sana.

Hacía lo posible. Es decir, que no siempre seguía las recomendaciones de su médico, aunque hay que reconocer que lo intentaba. Seguro que sí. Pero a veces se le olvidaba tomarse la medicina. Otros días no lograba resistirse a la tentación del postre. Después de todo hacía ejercicio regularmente y no estaba obesa considerando su edad y estatura.

La vida le sonreía. ¿Qué más podía pedir?

Lamentablemente, todo eso cambió cuando sufrió el accidente cerebrovascular. Ese día había estado mirando la televisión con su esposo y estaban dando buena cuenta de las palomitas de maíz que ella había preparado. Veían su comedia favorita. Sucedió de la forma más imprevista: se estaba riendo de lo que decían los personajes y un segundo después estaba doblada en la butaca.

Su plácida y maravillosa vida había concluido—o eso fue lo que pensó. El accidente cerebrovascular lo cambió todo. Semanas en el centro de rehabilitación, aprendiendo nuevas destrezas y esforzándose mucho para lograr que su cuerpo obedeciera como antes y fuera dócil a los dictados de su mente. Y, en efecto, su progreso fue excelente. Recuperó la capacidad de hablar relativamente rápido. La vejiga y los intestinos pronto comenzaron a funcionar normalmente. Las funciones cognoscitivas, la capacidad de recordar, organizar y pensar con lucidez, todas estaban bien. Aprendió a caminar con bastón.

El brazo era otra historia. Aunque el lado derecho estaba perfectamente bien, no podía mover el brazo izquierdo (hemiparesia). Trabajó y trabajó incansablemente con los ejercicios de fisioterapia, primero en el centro para pacientes internos de HealthSouth, y después como paciente externa. Pero nada dio resultado. Carla estaba desesperada al pensar que nunca más recuperaría el movimiento de la mano izquierda ni podría hacer por sí misma cosas tan sencillas como maquillarse y abotonarse la blusa. Se deprimió y su dolor y tristeza se tradujeron en una conducta hostil hacia su esposo, sus hijos y sus amistades. Perdió completamente el interés en todo lo que antes disfrutaba. Lo único que la consolaba era la sagrada televisión, a la que estaba pegada todo el día, todo el tiempo que no dedicaba a dormir.

Su esposo también estaba muy angustiado. Ya había estado a punto de perder a su esposa a causa del accidente cerebrovascular y ahora estaba otra vez a punto de perderla. Ya no era ella, la mujer que él había conocido. Era una extraña. Una extraña cuya conducta era abusiva y que se pasaba el día llorando.

Dicen que el tiempo todo lo sana. Tres meses después de sufrir el accidente cerebrovascular, Carla observó que sus dedos se movían ligeramente. Solamente un poquito. El proceso era lento. Lentísimo. Pero Carla y sus terapeutas estaban esperanzados. ¡Podría volver a mover el brazo!

Carla volvió en sí. La depresión desapareció y su actitud ante la vida volvió a ser más optimista. Entonces se estancó. Semanas y semanas sin ningún progreso. Cero avance. Ningún resultado. Nada. Todo lo que había logrado era poder mover un poco el brazo. Algo más que inmediatamente después del accidente cerebrovascular, pero no lo suficiente para realizar su rutina diaria.

A pesar de ello, esta es una de esas historias que terminan bien, con un final feliz. Seis meses después su familia insistió en que asistiera a las sesiones de un grupo de apoyo. Carla se había resistido a ir, pero al fin cedió y comenzó a participar en uno patrocinado por la oficina local de la American Stroke Association. Y . . . ¿no dice la canción que la vida te da sorpresas? Se encontró con que la ayudaba mucho y la entusiasmaba ir a las reuniones. Se hizo amiga de otros miembros del grupo. Intercambiaban ideas, información y compartían lo que sentían. Una noche se habló de la terapia de restricción y uso forzado, un nuevo método para lograr que las extremidades paralizadas recuperen el movimiento. Se basa en restringir la pierna o el brazo que está sano para que la persona se vea forzada a usar la extremidad afectada.

Carla volvió al centro de HealthSouth y tuvo una larga conversación con su terapeuta ocupacional acerca de esta nueva terapia. Después de una evaluación exhaustiva, el equipo de rehabilitación decidió que Carla era una buena candidata para esta terapia. Decidieron probar. Le pusieron un guante en el brazo derecho—el brazo no afectado—comenzando con 16 horas diarias. Carla no podía usar para nada ese brazo y no le quedaba más remedio que usar el otro—el brazo débil—para cepillarse los dientes, comer, vestirse . . . es decir, para todo.

En unas cuantas semanas se reanudó el progreso. Carla comenzó a usar el brazo izquierdo sin restricción. No fue un milagro. Carla no pudo reincorporarse al otro día a sus caminatas con las amigas en el centro comercial ni cosa parecida. Pero sí, a medida que transcurrieron las semanas, vio reducirse significativamente la parálisis del brazo. Ya podía maquillarse y vestirse sin ayuda de nadie.

Ya Carla no tiene el brazo derecho metido en el guante y ya no tiene que "luchar contra su cerebro" para poder mover el izquierdo. Aunque no está funcionando a la perfección, el brazo izquierdo responde y se mueve cuando ella lo desea. Su cerebro ha trazado una nueva vía para el movimiento y la coordinación del brazo izquierdo, porque se vio forzado a enviar y recibir mensajes del brazo afectado.

Carla lo logró. Se sentía muy complacida, pero, más que todo, se sentía agradecida de vivir en un estimulante nuevo mundo donde las teorías de la plasticidad neural y la falta de uso aprendida convierten el movimiento en una posibilidad viable para las personas que sufren parálisis debido a un accidente cerebrovascular.

Los Moldes del Plástico

Como todo en la vida, la plasticidad neural no es una ciencia exacta ni perfecta. Todavía persiste el debate acerca de la terapia de restricción y uso forzado y el entrenamiento en estera con apoyo de peso. Existen, igualmente, muchas variables que es necesario tomar en consideración para que esta terapia alcance el más alto porcentaje de eficacia posible:

El Tiempo Es Oro

Pensemos en una red de cables telefónicos, esos cables que se conectan unos con otros, todos interrelacionados y todos conectados a un tronco común. En muchos sentidos, el cerebro, sus pasajes y vías son similares a estos cables que van y vienen de aquí para allá, todos interconectados y codificados por color. Cuando ocurre un accidente cerebrovascular, todo deja de funcionar. Las conexiones entre los cables se pierden inmediatamente y los mensajes no pueden pasar por ellos. Para volver a conectar los cables, para que lleguen a las distintas partes del cuerpo y se puedan enviar y cumplir las instrucciones necesarias para, digamos, abotonarse la blusa, mover una mano, o recordar un nombre, la rehabilitación debe comenzar lo más rápidamente posible. Cuando su teléfono no funciona usted se desespera y es necesario arreglarlo ya mismo. Algo similar le ocurre al cerebro. Mientras más pronto comience la rehabilitación, menos tiempo habrá para que "el polvo se asiente" y las conexiones se pierdan para siempre.

Estado: Herido

Ya hemos visto que la localización del accidente cerebrovascular es crucial para determinar el posible éxito de la rehabilitación. Las teorías de la plasticidad neural nos dicen que la localización en el cerebro no siempre es tan importante como la localización de la lesión en la red neural. Es decir, si la lesión ha ocurrido en una vía crucial del cerebro, aunque esta estuviese lejos, digamos, del centro de funciones ejecutivas, la corteza cerebral frontal, el accidente cerebrovascular sería grave. No sería fácil conectar los mensajes porque las vías de la red no podrían reconectarse.

Y si la lesión no fuera solamente una barrera en una carretera importante, sino una capaz de detener por completo el tráfico, las probabilidades de una recuperación satisfactoria serían realmente muy pocas.

La buena noticia es que plasticidad, por su misma definición, implica moldear. Significa crecimiento y flexibilidad. Las vías se regeneran por sí solas y las redes se activan a sí mismas. Con una rehabilitación adecuada, la función puede regresar por una carretera diferente a medida que las lesiones sanan.

¿Ciencia-Ficción o Realidad?

En el principio, fueron el espermatozoide y el óvulo. Esas son las células que se fecundan, crecen y se desarrollan hasta formar al ser humano—su corazón, sus pulmones, su cerebro y sus extremidades. Muy temprano en el proceso desarrollamos las células madre, las cuales, al ser activadas por determinados factores de crecimiento, se convierten en las diversas partes del cuerpo. Los científicos han logrado descubrir la forma de propagar estas células madre y convertirlas—como si fueran tomates o rosas—en células cerebrales, neuronas motoras o células de la médula espinal. Cuando se inyectan estas células en el cerebro de los animales en el laboratorio, los animales no sólo sobreviven, sino que algunos de los déficits causados por lesiones sanan. Las investigaciones acerca de la propagación de las células nerviosas están aún en su primera infancia, pero encierran una esperanzadora promesa para el tratamiento de los accidentes cerebrovasculares y la parálisis.

Estos Retoños Sí Son Poderosos

Piense un momento en el jardín de su casa, o en ese jardín de ensueño que ha visto en la televisión. Cuando usted poda un arbusto, después crece más alto, más fuerte y más saludable. Retoña con un nuevo crecimiento. Así, después de un accidente cerebrovascular, esos axones y dendritas de las células nerviosas— esos "cables" del cerebro—comienzan a "retoñar" y a producir un nuevo crecimiento, nuevos tallos y ramas, nuevos "cables" que, a su vez, procurarán nuevas conexiones. Llamamos a esto crecimiento colateral, y este tipo de regeneración es un elemento importantísimo de la plasticidad neural. Con una buena rehabilitación esos nuevos retoños o "cables" se podrán entrenar para establecer las conexiones correctas, y el tráfico de mensajes en el cerebro será tan animado como antes . . .

Todos los Días Se Aprende Algo Nuevo

Cuando el Dr. Nudo realizó sus innovadoras investigaciones con monos descubrió que no era suficiente reentrenarlos para que usaran las manos. Como señaló el célebre investigador en esa oportunidad, "la adquisición de nuevas destrezas motoras, y no simplemente el uso motor, impulsa los cambios en la corteza motora". Aclaremos: No es suficiente que los simios den golpecitos en el suelo con los dedos. Es necesario que recojan las pelotillas de alimento sacándolas de un hoyo. Lo que el Dr. Nudo quería era que aprendieran de nuevo a pensar, a hallar la manera de utilizar las manos para obtener lo que deseaban.

Esto es igualmente cierto en la rehabilitación de los seres humanos. No es suficiente que usted use la extremidad debilitada en los ejercicios de fisioterapia. También es necesario que realice tareas específicas como vestirse y escribir una nota. Al forzar al brazo afectado a funcionar en diferentes tareas, su cerebro recibe un estímulo. Toda la red que rodea el área dañada se activa. Empiezan a extenderse las vías de la carretera (las sinapsis y dendritas). Las demás áreas del cerebro acuden a ayudar y se hacen cargo de la función.

La plasticidad neural es una nueva área de investigación, muy prometedora y esperanzadora. El nuevo estilo de rehabilitación recién ha comenzado a dar fruto. Al igual que con todos los demás tipos de terapia, el tiempo dirá cuán precisamente puede funcionar. Necesitamos más estudios para determinar exactamente cuándo se debe comenzar la terapia de restricción y uso forzado y por cuánto tiempo se debe aplicar. Necesitamos desarrollar herramientas de diagnóstico que sean tan avanzadas como las investigaciones para determinar cuánto debemos hacer y cuándo debemos comenzar.

Pero una cosa es indiscutible: hay esperanza y un nuevo y estimulante mundo nos aguarda. Sólo es necesario tomar la nueva carretera.

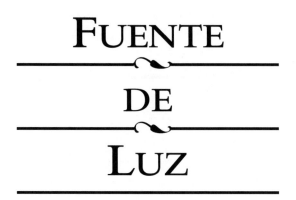

CUARTA PARTE

FUENTE

DE

LUZ

CAPÍTULO 16

Cuestiones de Familia

Todos los días le doy gracias a Dios porque está vivo. Y no es que yo me queje. Es que . . . Bueno, yo no sabía, de verdad, no sabía que esto iba a ser tan duro. Me siento como si mi vida se hubiese convertido, exclusivamente, en cuidar a mi esposo. Eso es lo único lo que hago mañana, tarde y noche.
—Palabras de una profesora ya jubilada cuyo esposo, de 63 años, sobrevivió un accidente cerebrovascular

Imagínese esta situación.

Es tarde en la noche. Su esposo, que está dormido al lado suyo, pega un grito en medio del sueño. El cuerpo le tiembla. Usted salta de la cama, más blanca que un papel del susto, y corre al teléfono. La ambulancia lo lleva a la sala de emergencia del hospital cercano. Usted va con él en la ambulancia, y sólo atina a apretarle la mano.

Comienza la espera interminable. Una hora. Dos. Ya no halla forma de acomodarse en la silla. Se ha tomado cinco tazas de café.

Al fin viene el médico y le dice que su esposo está vivo. Ha sufrido un accidente cerebrovascular. El médico le habla. Oye las palabras, pero no las comprende. Hemisferio izquierdo. Lóbulo frontal. No significan nada. Usted sólo piensa, "gracias, Dios mío". Está vivo. Eso es lo principal.

Empieza la rehabilitación. Lento pero seguro, su esposo recupera la capacidad de caminar, aunque necesita bastón. Puede hablar y leer. Ya no está incontinente. Lento pero seguro comienza a funcionar de nuevo.

Por supuesto que hay que lidiar con esa cuestión de la memoria, porque él no siempre se acuerda de quién es usted. La terapeuta le dice que eso podría cambiar con el tiempo. Usted aguarda y se refugia en la esperanza. Aparte está el problema de la depresión, los cambios repentinos de estado de ánimo que su esposo parece experimentar con mucha frecuencia. Usted no sabe nunca qué va a encontrar cuando llegue, si va estar eufórico o triste.

Pero usted aguarda y se refugia en la esperanza. Entierra todas esas emociones que está sintiendo: la ira, la desesperación, la frustración. La hacen sentirse culpable. Tarde en la noche, cuando nadie la oye, llora para desahogarse. Su pensamiento vuelve a aquella otra noche que en este momento parece tan lejana, cuando ocurrió el accidente cerebrovascular. Paso por paso la revive en su mente y se pregunta cómo hará para seguir adelante.

Él ya está de nuevo en casa. Es su esposo y no es su esposo. Es una persona diferente. Todo es diferente. La situación económica, el estilo de vida, las responsabilidades. Todo. Usted también es otra persona y está agotada. Sencillamente exhausta.

Pasa el tiempo y ya se ha acostumbrado a las barras de seguridad en el baño, a la rampa en la puerta de entrada. Está en paz consigo misma. Usted puede con esto. Seguro que puede. A veces.

Su esposo le sonríe. Está vivo. La vida no es perfecta ni mucho menos, pero tiene sus recompensas. Vale la pena vivirla. Usted ha crecido, ha evolucionado como ser humano. Ha cambiado. Y la conclusión final es que ese hombre a quien usted ama está vivo. Las pesadillas han cesado.

La que aquí pintamos es una situación bastante general y solamente toca algunos de los problemas que surgen cuando un ser querido sufre un accidente cerebrovascular: el cambio, el temor, la duda, el agotamiento. El accidente cerebrovascular trae consigo todo esto y mucho más.

El distanciamiento y torbellino que crean estos problemas pueden dividir a la familia en el momento en que más se necesita el apoyo de todos. La rehabilitación no tendrá éxito sin el apoyo de la familia. Los estudios han demostrado que, sin el apoyo de su familia, el paciente cerebrovascular no progresará todo lo que es posible progresar. Por el contrario, las familias disfuncionales que no brinden apoyo al proceso podrían obstaculizar la rehabilitación.

Lo que es más, sin el apoyo de la familia, usted, la persona que atiende y cuida al paciente, podría sentirse desorientada, perdida. A medida que se ilumina el nuevo escenario, una vez superada la pregunta "¿vivirá o morirá?", salen a relucir otros problemas, los cuales, aunque no sean tan cruciales como la respuesta a esa pregunta, pueden dar lugar a mucho estrés, dolor y frustración. La situación económica, las necesidades que crea la dependencia, la interrogante del trabajo, la reversión de los papeles, los impredecibles cambios de estado de ánimo—todo ello puede ser muy difícil para la familia, y para el paciente. Sin ayuda, su estado emocional se deteriorará. La familia podría desintegrarse más, y cada familiar podría sentirse más y más solo.

Sí, el accidente cerebrovascular cambia la estructura familiar. Pero cambio no significa—ni debe significar—una catástrofe. Con la asesoría, guía y comprensión necesarias, usted no sólo puede proporcionar el apoyo que necesita su ser querido para que la rehabilitación sea un éxito, sino que *usted* también puede encontrar el apoyo que tan desesperadamente necesita.

Cuidando a Quien Cuida

Para poder cuidar de alguien, primero usted tiene que cuidar de sí mismo. Eso le dará un sentido de bienestar, un importante sentido de control, y, lo que es aún más fundamental, le dará la fuerza que necesita para seguir adelante.

Algunas de las cosas que puede hacer para "mimarse" un poco son:

- alimentarse sanamente
- procurarse asesoría profesional para lograr el ajuste emocional necesario
- no recurrir, bajo ninguna circunstancia, al alcohol ni a los narcóticos
- programar algún tiempo libre para ir al cine o pasar la tarde con unos amigos
- utilizar su tiempo privado en forma sabia relajándose en la tina, dándose un buen masaje o durmiendo una buena siesta
- gastar en algún pequeño lujo exclusivamente para usted, aunque sea algo muy sencillo como un libro, un vídeo de deportes o una manicure

El Vínculo Familiar

Antes que podamos entender la forma en que un accidente cerebrovascular afecta a la familia, es necesario entender primero qué representa la familia y cómo está estructurada.

La familia es la estructura más básica y más importante para sostener la vida en la sociedad. El vínculo que une a la familia es sólido y, como sabe todo el que alguna vez ha tenido problemas con sus familiares, sentimos el efecto de esos vínculos aunque estos se hayan debilitado. Debido a que este vínculo es primario y primordial, casi instintivo, a nivel inconsciente nos esforzamos por mantener el orden, el equilibrio, dentro de esa unidad. Dentro de esa estructura "la ley y el orden" se mantienen por medio de una jerarquía tácita, un "orden del más fuerte" implícito, en el cual todos tienen asignado su papel y su lugar. Es posible que uno o dos de los integrantes de la familia sean los que generen los ingresos necesarios, otro será el encargado de cuidar y atender a los demás. Puede haber un hermano menor con el que todos bromeen, y hasta alguien que pague los platos rotos cada vez que algo vaya mal. Siempre y cuando cada uno sepa cuál es su papel, habrá paz y la vida de la familia no conocerá mayores percances.

Cuando ese orden implícito se ve perturbado, se pierde el equilibrio, y comienzan a reinar la tensión y la discordia. Después de todo el cambio amenaza la supervivencia del grupo primordial como núcleo y será combatido tanto a nivel consciente como inconsciente.

El accidente cerebrovascular trae consigo muchos cambios. Sus consecuencias pueden ser muy disociadoras y tensionantes, particularmente cuando el evento le ocurre al "líder de la manada", es decir, al jefe de la familia.

El estrés se adueña de la casa y hasta que se pueda establecer otro orden, hasta que se alcance otro tipo de equilibrio, los integrantes de la familia pueden sentirse muy angustiados, ansiosos y abrumados por el dolor. Todo esto viene en doble dosis: por un lado la tragedia ha tocado a alguien a quien amamos; por otro lado, nos sentimos atemorizados porque la familia ha perdido su sentido de equilibrio y nosotros parte de nuestra identidad como miembros de ese grupo.

En suma, la familia necesita tanta terapia y guía como la persona que ha sufrido el accidente cerebrovascular. Los demás miembros de la familia necesitan ayuda para poder comprender y lidiar con la ira que sienten y su consecuencia, la culpabilidad. Necesitan lidiar con el profundo cambio que el accidente cerebrovascular ha traído para todos en todas las esferas de la vida familiar.

Análisis de Estrés

Antes de continuar hablando de los problemas que usted y su familia enfrentan en este tipo de situación, veamos estas breves afirmaciones. Si se identifica con alguna de ellas, es posible que en este momento el estrés causado por el accidente cerebrovascular que ha sufrido su ser querido lo esté abrumando demasiado. En ese caso, se necesita más asesoría familiar para que usted pueda lidiar en forma eficaz con la situación.

Cuando el Accidente Cerebrovascular le Ocurre al Cónyuge

1. No puede evitar sentir que una parte de usted se ha perdido para siempre.

2. Aunque su cónyuge ya lleva varios meses en la casa, usted continúa cancelando todas sus actividades sociales, aislándose más y más.

3. Las responsabilidades que ahora debe enfrentar sola—o solo— le hacen sentir un torbellino de emociones. Se despierta varias veces en medio de la noche con el corazón que se le quiere salir del pecho. Le abruma el temor.

4. Su situación económica ha empeorado en los meses que ya han transcurrido. No sabe a quién acudir.

5. Frecuentemente sueña con escaparse. Sencillamente, irse. Comienza a sentir hostilidad hacia su cónyuge enfermo.

6. Ya hace meses que no se atiende a sí misma. Su aspecto se ve mucho más deteriorado. Su cuidado personal ha pasado a ser algo secundario.

7. Bebe y fuma más y más cada día y ha perdido el apetito. Siente que nada le importa.

8. No le hace ningún caso a su cónyuge cuando le pide algo.

9. No le presta ninguna atención a las instrucciones del equipo de rehabilitación. Utiliza las más diversas excusas para no ver a los terapeutas.

10. Les miente a sus colegas, a sus amigos y a sus familiares acerca de los progresos que hace su cónyuge.

Vínculos Familiares

No todas las familias se basan en parentescos "de sangre". Además del tradicional núcleo familiar formado por la pareja y sus hijos, existen familias "extendidas", que incluyen a tíos, abuelos, hasta ex-cónyuges, con quienes se mantiene una estrecha relación. Las familias "alternativas" también tienen sólidos vínculos. Nos referimos a los hogares donde hay un solo padre, personas que conviven aunque no han contraído matrimonio oficialmente, y amigos íntimos.

Sea cual sea la composición de la familia, el vínculo puede ser muy fuerte e íntimo y servir como una sólida estructura de apoyo. La familia es la familia, independientemente de los genes. Cuando ocurre un accidente cerebrovascular, es la familia—nuclear, extendida o alternativa—la que más puede ayudar.

Cuando el Accidente Cerebrovascular le Ocurre a Uno de Nuestros Padres

1. La responsabilidad adicional de un padre enfermo puede llegar en el momento menos propicio: su propia situación económica no es la mejor, tiene dificultades en su matrimonio y los hijos también le dan problemas. Ya está abrumado por el estrés para empezar.

2. Extraña la forma en que su padre o madre era antes del accidente cerebrovascular. La sensación de pérdida es terrible. En

lugar de mejorar, en los últimos meses se ha sentido cada vez más angustiado.

3. Usted y sus hermanos pelean demasiado.

4. Siente que usted tiene encima más responsabilidad que los demás familiares; esto causa resentimiento y el resentimiento crece.

5. La antigua competencia y rivalidad que había entre usted y sus hermanos cuando eran niños regresa y se manifiesta en grandes peleas y lágrimas.

6. No se comunica con el resto de la familia. Nadie sabe a ciencia cierta lo que quiere ni lo que está haciendo. Todo el mundo parece funcionar a duras penas y actúa torpemente.

7. Su sentimiento de ira y resentimiento hacia el padre enfermo comienza a adueñarse de usted; influye en la forma en que usted lo atiende.

8. Pasa menos y menos tiempo con su padre o madre. La culpabilidad, el dolor, el arrepentimiento que siente, son demasiado dolorosos.

9. Su vida personal sufre; su salud se ha deteriorado; se echa a llorar por cualquier cosa.

10. Su escape es dormir, o beber . . . o endrogarse.

No es de extrañar que una persona sienta o actúe de cualquiera de estas formas si un ser querido ha sufrido un accidente cerebrovascular. Sin embargo, si este tipo de comportamiento se prolonga por mucho tiempo sin que se pueda hallar alivio, podría ser señal de depresión y debe llamar al médico. El médico tiene los conocimientos necesarios para reconocer las señales cuando hay un problema y puede ayudar a evitar que la situación empeore hasta el punto que usted sea incapaz de lidiar con ella.

Otras emociones que puede experimentar (adaptadas de *Acciones y Reacciones: Manual para la Familia que Sufre un Accidente Cerebrovascular* del Tampa General Rehabilitation Center):

Emoción No. 1: Pánico
"Ay, Dios mío, no puedo con esto, no puedo. Es demasiado para mí".

Tal vez el corazón le late a mil por segundo porque no sabe cuántos más gastos va a sufragar el seguro de salud. Quizás no pueda decidir qué es lo que debe hacer y, sencillamente, no haga nada. Durante las etapas más difíciles del accidente cerebrovascular que ha sufrido un ser querido, puede adueñarse de nosotros el pánico, y el pánico puede llevarnos a otra situación perfectamente aterradora: a sentir que hemos perdido el control y la capacidad de concentración.

Ayuda. Concéntrese en los aspectos de su vida que sí controla. Estos pueden incluir pequeñas metas a corto plazo como comenzar un régimen de ejercicios o dieta, o metas relacionadas con el trabajo que le distraigan un poco de los problemas que tiene en la casa. Llame a los amigos, a la familia y al equipo de rehabilitación. Pídales su ayuda. Acepte el hecho de que no puede cambiar determinadas cosas y que hay un límite en lo que usted puede hacer.

Emoción No. 2:
Ansiedad "¿Y si me necesita a medianoche y no lo oigo?"

Una vez que su ser querido haya ingresado en un centro de rehabilitación, el pánico inicial puede convertirse en ansiedad. De súbito comienza a preocuparse por todo: ¿Caminará? ¿Comerá? ¿Se podrá vestir? Tal vez necesite que el equipo de rehabilitación le explique todos los procedimientos varias veces antes que usted tenga suficiente confianza en sí misma para probar en la casa. Tal vez la ansiedad que siente sea irracional: le aterra la idea de "fallarle" a esa

persona a quien ama en el momento en que más necesita su ayuda—
otra vez.

Ayuda. Pruebe con las técnicas de relajación como respirar y
meditar. Cerciórese de tener algún tiempo libre para usted.
Delegue la responsabilidad tanto como sea posible. Procúrese
tratamiento profesional.

Emoción No. 3:
Negación que Conduce al Exceso de Optimismo "Seguro que va a estar bien. En cuanto vuelva a casa se pondrá bien. Ya lo van a ver".

Ya hemos visto cómo funciona la negación y cómo nos ayuda a
obviar el hecho muy terrible y muy real de que esa persona a
quien amamos ha sufrido un accidente cerebrovascular.
Lamentablemente esta misma negación puede conducir a un optimismo falso, la ilusión de que todo está bien, todo será como
antes, y pronto pasará—pues estará totalmente recuperado para
Navidad o, a más tardar, para abril próximo. Cuando llegue la
primavera y las cosas *no sean* como antes, la ira y la depresión
harán su entrada.

Ayuda. Establecer metas realistas a corto y largo plazo
puede ayudar. Ayudan a no albergar falsas creencias mientras que,
al mismo tiempo, aumentan la motivación. Ejemplos de estas
metas son: que su ser querido logre mover el brazo, abotonarse
la camisa, preparar un sandwich. Escuche los consejos del equipo
de rehabilitación.

Emoción No. 4: Irritabilidad e Ira
"Todo es culpa de estos ineptos del centro de rehabilitación".

Una vez que se vea forzado a encarar la negación y el desaliento,
podría sustituirlos la ira. De repente se siente enfurecido con todo
el mundo, desde el médico hasta la enfermera, y con toda la

Los Siete Devastadores Impactos del Accidente Cerebrovascular en la Familia

1. El Impacto Físico. Las energías de la familia se concentran totalmente en la víctima del accidente cerebrovascular. Se modifican y revierten los papeles.

2. El Sicológico. Cada miembro de la familia recorre toda la gama de emociones, una miríada de complejos sentimientos, desde la culpabilidad hasta la depresión.

3. El Emocional. Lo que siente la familia puede cambiar de la noche a la mañana, hora a hora, yendo de la ambivalencia a la ira, de la frustración a la ansiedad.

4. El Social. El papel de la familia en la comunidad comienza a cambiar también. Los patrones sociales normales quedan interrumpidos o cesan. Puede sobrevenir el aislamiento a medida que los amigos reanudan su vida normal.

5. El Económico. Las presiones económicas son obvias dentro de la familia. Esto puede incluir la pérdida de los ingresos, enredos sin fin con el seguro de salud, más gastos por los costos no cubiertos de los equipos que se necesitan en el hogar, el estacionamiento en el hospital, y otros problemas.

6. El Espiritual. Muchas familias vuelven su atención a Dios en momentos de adversidad como este. Es posible también que cuestionen sus creencias.

7. El Sexual. El sexo puede cambiar después del accidente cerebrovascular, afectando todos los demás aspectos de la vida familiar y su sentido de pérdida.

Adaptado de Kozy, M. C. y Tarvin, G. A., "Trabajando con la Familia",
incluido en Manejo Clínico de la Disfunción del Hemisferio Derecho, Edición
de M. S. Burns, A. S. Halper y S. J. Mogil, página 98. Reimpreso con
la autorización de Aspen Publishers, Inc. (C) 1985.

situación. Tal vez culpe a los profesionales que atienden a su ser querido porque este progresa con lentitud. Tal vez sienta ira hacia esa persona que lo ha "abandonado". Tal vez esté furioso con ella o con él porque su incontinencia le produce vergüenza.

Por otra parte, la ira puede estar hirviéndole dentro "a fuego lento", y, en lugar de explotar virulentamente se manifiesta en una perenne incomodidad que nunca cesa. Esto a su vez conduce a la impaciencia y lo lleva a lamentarse sin motivo y a sentirse frustrado.

Ayuda. Reconozca que la ira es una reacción común. Racional o irracional, es un sentimiento que todos experimentamos. A medida que la reconozca, trate de controlarla, particularmente si está dirigida a la persona errada. Considere qué es lo que en realidad le hace sentirse enojado. ¿Es porque ha perdido el control? ¿Los drásticos cambios en su vida? Procúrese terapia profesional si la ira persiste.

Emoción No. 5: Frustración
"Es que todo me sale mal. ¡No puedo más!"
La ira y la frustración van de la mano en un mundo donde el estrés es constante y el cambio ha impuesto tan abruptamente una nueva forma de vida. Puesto que la recuperación de un accidente cerebrovascular puede tomar mucho tiempo, es fácil perder la paciencia. La recuperación funcional a veces sólo avanza hasta un punto y la frustración puede resultar abrumadora. Como siempre sucede en la vida, el mundo externo añade sus propios "disparadores" e "irritantes": la compañía de seguro no quiere pagar los servicios de rehabilitación, la comunidad no ofrece ningún apoyo, el progreso se ha estancado.

Ayuda. Identifique los problemas en forma individual y trabaje con el equipo de rehabilitación para resolverlos—uno a la vez. El equipo de rehabilitación también le brindará asesoría y comprensión: usted no está solo. Según vaya encontrando soluciones con la ayuda de los profesionales, el estrés irá disminuyendo.

Cómo Establecer Metas

Trátese de metas a corto o largo plazo, todas deben ser realistas. Hable con los integrantes del equipo de rehabilitación para que lo ayuden a establecer metas apropiadas para su ser querido y para usted mismo. Estas metas deben clasificarse en cuatro grupos.

1. **Físicas**. Deben estar orientadas a lo más básico—la movilidad, el habla y las actividades simples de la vida diaria.

2. **Recreativas**. Debe determinar si su ser querido puede reanudar las actividades que antes realizaba en su tiempo de ocio. ¿Será necesario adaptar la forma en que hacía jardinería los domingos? ¿Podrá jugar al golf?

3. **Familiares**. La persona que sobrevive un accidente cerebrovascular debe participar en las reuniones familiares lo más posible. Una de las metas podría ser, por ejemplo, preparar una cena o lavar los platos. Estas metas pueden ser tan sencillas como ayudar a decidir los regalos de cumpleaños o Navidad.

4. **Personales**. Todos debemos esforzarnos por alcanzar lo máximo que podamos lograr, y la persona que ha sobrevivido un accidente cerebrovascular no es la excepción a esta regla. Tal vez desee volver a guiar el auto, y una meta realista a corto plazo podría ser pasar la evaluación a tal efecto en el centro de rehabilitación. Tal vez desea escribir una carta y una meta realista en este sentido podría ser anotar unas cuantas frases. Aunque es necesario lidiar con las limitaciones, siempre es posible llegar a un acuerdo. Recuerde: las metas realistas contribuyen a aumentar la autoestima.

Emoción No. 6: Agotamiento

"Es que estoy totalmente agotada. Esta experiencia me ha dejado completamente extenuada".

Por supuesto que está extenuada. No sólo tiene que lidiar con el estrés emocional creado por el accidente cerebrovascular, sino también con el estrés físico, que es muy real: innumerables visitas a la consulta del médico, hacer los arreglos necesarios en la casa para que el ambiente sea seguro, planificar la rutina de tratamiento como paciente externo de su familiar en la casa, entrevistar y contratar a las personas necesarias para que la ayuden, asistir a su esposo mientras realiza sus rutinas diarias, que actualmente llevan el doble del tiempo; para no mencionar el agotamiento físico y emocional, igualmente abrumador, de esa persona que ha sobrevivido un accidente cerebrovascular.

Hay mucho, mucho que hacer, mucho de qué preocuparse, y es fácil olvidar que todos tenemos un límite. El cansancio puede convertirse en un agotamiento total y absoluto, que no redundará en beneficio de nadie.

Ayuda. Relájese un poco. Tómese tiempo para usted. Establezca prioridades. Al principio, haga solamente lo que sea esencial. Delegue responsabilidad. Tal vez no lo crea, pero la mayoría de las personas desean ayudar. Cuando le pregunten qué pueden hacer, dígales; asígneles una tarea específica, por ejemplo, llevar al paciente a la terapia.

Emoción No. 7: Desesperación y Desesperanza
"¿Qué sentido tiene? Nada va a cambiar".

A veces se llega a este punto cuando el ciclo de negación y exceso de optimismo se ha cumplido y nos damos cuenta que algunas de las discapacidades de nuestro ser querido no desaparecerán. A veces ocurre más adelante en el proceso de rehabilitación, cuando el progreso se hace más lento y la mejoría es casi imperceptible. Pero llegue cuando llegue, la depresión, esa sensación de desesperación y desesperanza, puede debilitarnos mucho y es posible que necesitemos terapia profesional.

Ayuda. Parece una frase gastada pero es una verdad indisputable: a veces mantenernos ocupados es el mejor antídoto contra la depresión. Aunque parezca difícil, realizar las rutinas diarias como ir al supermercado, lavar la ropa, ocuparse de la limpieza y la cocina—todas esas tareas que algunos podrían considerar triviales pero que son tan necesarias—ayuda a proporcionar estructura y a mantener nuestro nexo con la realidad y el mundo externo. Trate de restablecer las partes de su vida que existían antes del accidente cerebrovascular: el juego de canasta que tanto le gusta, el club de jardinería, sus clases.

Otras sugerencias: piense en lo que usted desea que su ser querido logre. ¿Espera demasiado? ¿Está siendo realista? Modifique sus metas y sus expectativas. Acepte el hecho de que función es un término relativo. Tal vez las cosas sean diferentes, pero todo lo que hacemos nos puede dar alegría y hacernos sentir que hemos alcanzado un triunfo. Si a pesar de todo su esfuerzo continúa sintiéndose tan mal que no logra ver ninguna esperanza, procúrese terapia profesional. El coordinador del equipo de rehabilitación puede brindarle algunas recomendaciones.

Emoción No. 8: Culpabilidad
"¿Cómo puedo estar tan furiosa con él? No es justo. No soy una buena persona. Soy un ser horrible."

El sentido de culpabilidad sólo engendra trauma y estrés. El accidente cerebrovascular que afecta a un ser querido es justamente la excusa perfecta para decirnos: "Todo esto es mi culpa. Si no hubiese discutido con él, nada de esto habría sucedido". O, más adelante en el proceso: "No estoy haciendo todo lo que puedo. Si yo fuera mejor persona, más feliz, más inteligente y más realizada, si fuese de verdad un buen ser humano, mi esposo ya estaría mejor".

La culpabilidad siempre está al acecho. Un pensamiento de ira dirigido a su ser querido fácilmente puede convertirse en ese sentido de culpa: "¿cómo puedo estar tan enojada con mi esposo? Está enfermo. Yo lo quiero. Se está esforzando tanto."

La culpabilidad no es siempre autoinducida. Las personas que nos rodean, sin siquiera proponérselo, podrían echarle más leña al fuego con sus sugerencias que, según ellos, debemos seguir al pie de la letra a menos que estemos locos de remate. Tampoco ayudan sus enjuiciamientos y opiniones sobre la manera en que estamos manejando la situación. Sopese cuidadosamente los consejos de los familiares y amigos. Recuerde que ellos no son usted, y que no son ellos los que están en su situación.

Ayuda. La culpabilidad puede ser una reacción común al accidente cerebrovascular que afecta a uno de nuestros seres queridos. Acéptela, pero no permita que le consuma. Identifique rápidamente por qué se siente así y pida ayuda al consejero del equipo de rehabilitación tan pronto reconozca que eso es lo que está sintiendo. Hable con los amigos o grupos que le ofrezcan apoyo, no enjuiciamientos ni opiniones prepotentes. Hable con alguien que haya estado en la misma situación. Eso puede traerle mucho alivio.

Emoción No. 9: Ambivalencia
"Ya no sé ni cómo me siento. No soy capaz de decidir nada".
La ambivalencia se experimenta cuando lo que consideramos que debemos hacer está en conflicto con lo que deseamos. Es fácil ver dónde encaja esta forma de sentir en nuestra vida si uno de nuestros seres queridos ha sufrido un accidente cerebrovascular. Usted siente que debe tener más paciencia al ayudar a su esposo a vestirse, pero no desea seguir ayudándolo, todos los días, cada vez que tiene que cambiarse de ropa. Sabe que debe atender a su esposa, pero a veces no sabe si el amor que los unía aún está vigente. Con toda esta ambivalencia dándole vueltas por dentro, no es sorprendente que se sienta atrapado e incapaz de tomar una decisión.

Ayuda. Esta es una situación difícil de resolver si no se procura ayuda. Aproveche al máximo la experiencia de los consejeros que están a su disposición en el centro de rehabilitación. Para ayudarse a tomar las mejores decisiones, acuda a aquellas personas a quienes respeta y en quienes más confía para que le escuchen y den su opinión. En lugar de estar atormentándose en silencio con preguntas como, "¿Y qué sucederá si . . . ?", imagine el peor escenario posible. Visualizarlo puede hacer que desaparezca el temor. Es una forma de encenderles la luz a los "monstruos", y ver que no son tan malos como parecían. En última instancia, sea cual sea la decisión que tome, ya se habrá enfrentado a lo que usted considera el peor extremo, y sabrá que sí puede superarlo.

Una última sugerencia: recuerde que no está solo. Los sentimientos que usted está experimentando pueden ser intensos, pero no son inapropiados. Por el contrario, son perfectamente normales para todo el que esté en su situación. Se ve forzado a adaptarse a un cambio fundamental en su vida familiar y en su forma de ver el mundo. Tal vez no sea fácil, pero muchos han podido vencer. Hay que negociar, pero es posible triunfar.

La Unión de la Familia

El equipo de rehabilitación no sólo atiende a la persona que ha sufrido un accidente cerebrovascular. Es también una valiosa fuente de información y recursos para la familia. El proceso es realmente un intercambio. Los familiares ayudan al equipo a individualizar el programa de rehabilitación del paciente al proporcionar su experiencia personal y comentarios sobre la forma de ser del paciente antes del evento. El equipo de rehabilitación, a su vez, brinda apoyo a la familia. Lo que la familia necesita y puede esperar de su equipo de rehabilitación:

Grupos de Apoyo para las Personas que Han Sufrido un Accidente Cerebrovascular y sus Familiares

El objetivo primario de un club o grupo de apoyo es precisamente ese: brindar apoyo, y también ánimo, comprensión y amistad a todos los miembros de la familia de una persona que ha sobrevivido un accidente cerebrovascular. Por lo general las reuniones se celebran una vez al mes.

Aunque sus objetivos son similares, hay una diferencia. El club está organizado y diseñado por las personas que han sido víctimas de un accidente cerebrovascular y sus familiares. Los grupos de apoyo por lo general están dirigidos por los mismos hospitales de rehabilitación y bajo la supervisión de un profesional médico.

El grupo de apoyo podría ser más beneficioso durante el proceso de rehabilitación, cuando la confusión es mayor y uno no sabe muy bien qué siente o piensa. Más tarde, cuando su ser querido haya regresado al hogar y al seno de la familia, un club más orientado a lo social y centrado en lo comunitario podría ser la mejor opción.

1. **Ánimo para que la familia haga preguntas, preguntas y más preguntas**—Independientemente de lo simples o tontas que le parezcan las preguntas, hágalas, y no sienta temor alguno. Haga todas las preguntas que necesite hacer.

2. **Información, información, información**—tanta información como necesite o desee. Mientras mejor informado esté, mientras más aprenda, más capacitado estará para lidiar con la situación y ayudar a su ser querido.

3. **Capacitación adicional para la persona que principalmente atenderá al paciente**—puesto que esta es la persona clave que proporciona la asistencia necesaria en el hogar. Este tipo de capacitación es esencial para poder hacer la transición a la vida en el hogar. El equipo de rehabilitación le enseñará las técnicas necesarias para trasladar al paciente de un lugar a otro

y asistirlo. También le acompañará en "visitas de capacitación" a la casa para proporcionarle valiosos comentarios y sugerencias que le ayudarán a adaptar el ambiente del hogar y le darán más confianza.

4. **Un trabajador social o coordinador asignado a la familia, una persona que específicamente trabajará con los familiares, individual y conjuntamente**—para ayudarlos a desentrañar la maraña del seguro de salud, las agencias que brindan atención médica en el hogar, los proveedores de equipos médicos, etc.

5. **Información sobre recursos y grupos de apoyo**—El equipo de rehabilitación está especialmente capacitado para saber cuáles son los recursos disponibles y en cuáles casos se puede recurrir a ellos. Igualmente, le asistirá en la tarea de localizar materiales educacionales como, por ejemplo, este libro, servicios de transporte y comidas, servicios de referencias vocacionales, reuniones comunitarias, clubes, etc.

6. **Sensibilidad para saber cuál de los miembros de la familia está pasando por el proceso para superar la aflicción que siente ante la pérdida que ha experimentado**—y saber cuándo debe animarlo a avanzar y cuándo debe sencillamente escuchar. Uno de los miembros de la familia podría estar aún en estado de shock, mientras que otro puede estar ya preparado para encarar de lleno el proceso y seguir adelante. El equipo de rehabilitación trabajará con usted, independientemente de la etapa en que usted se encuentre.

Hemos visto brevemente la situación que debe encarar y aceptar la familia después que uno de sus miembros sufre un accidente cerebrovascular. Antes de cerrar, deseamos describirle algunas de las situaciones específicas que pueden suscitarse dentro del círculo familiar—y decirle cuál sería la mejor manera de manejarlas. Este es el tema del Capítulo 17.

Problemas Familiares . . . y Soluciones

Esas cosas tan simples como adaptar el cuarto de baño y la cocina para que mi papá pudiese moverse y ayudar. Eso nos hizo más fácil la vida a todos.

—La hija de un diseñador de jardines de 64 años que sobrevivió un accidente cerebrovascular

Casi hemos llegado al final de la jornada. A lo largo de estas páginas hemos intentado tocar los temas más importantes relacionados con el accidente cerebrovascular. Hemos tratado de describir qué es el accidente cerebrovascular, cómo funciona y cuáles son sus síntomas. Igualmente, hemos discutido el diagnóstico, los tratamientos farmacológicos, los factores de riesgo y todo el proceso que implica la rehabilitación, desde la fisioterapia y las rutinas de la vida diaria hasta el impacto que el accidente cerebrovascular tiene para toda la familia. Antes de concluir, deseamos examinar algunos de los problemas más comunes que se nos han planteado en nuestros centros de rehabilitación, así como las preguntas que nos han hecho los familiares—y sus respuestas.

A continuación describimos algunos de estos "problemas familiares".

Problema Familiar No. 1

"Mi esposo ha estado incontinente durante mucho tiempo. Ahora que ha regresado al hogar y ya no está en el hospital de rehabilitación, todavía tiene accidentes de incontinencia de vez en cuando. ¿Qué puedo hacer para lidiar con esta situación?"

Como vimos en el Capítulo 13, la incontinencia es una problema común después de sobrevivir un accidente cerebrovascular. La mayoría de los pacientes logran recuperar la capacidad de evacuar, pero, lamentablemente, algunos continúan "en piloto automático". Su cerebro no es capaz de coordinar la información necesaria para almacenar la orina en la vejiga y esperar a sentir el deseo de orinar. Lo primero que debe hacer es cerciorarse de que la situación se haya evaluado en forma adecuada y que su esposo no tenga ningún tipo de infección. ¿Se ha consultado el caso con un urólogo? Es necesario hacer una prueba de residuo después de evacuar para determinar si la vejiga se está vaciando completamente al orinar. Si existe algún problema, también existe solución. Es posible mejorar la capacidad de vaciar la vejiga o almacenar la orina con el uso de medicamentos. Un orinal o la oportunidad de ir al baño cada dos horas mientras esté despierto, así como limitar la ingestión de líquidos después de la seis de la tarde, pueden constituir una enorme diferencia.

Lo más importante que debe recordar es que la incontinencia es algo que puede poner a prueba su paciencia y la de su esposo. Una gran parte de nuestro sentido de autoestima se relaciona con la capacidad de realizar sin ayuda de nadie las actividades de nuestra vida diaria. Evidentemente, la función de la vejiga y de los intestinos está muy estrechamente relacionada con la autoestima. Tenga paciencia y no deje que la vergüenza le impida procurarse ayuda.

Problema Familiar No. 2
"Ya hace dos años que mi esposa sufrió un accidente cerebrovascular. Desde entonces, su conducta es errática y va de la euforia al llanto casi sin transición. ¿Qué puedo hacer para lidiar con esta situación?"

Los altibajos emocionales pueden hacernos sentir muy alarmados. El cambio en la personalidad puede amenazar el equilibrio de la familia más unida. Pero cuando el cambio es *todos los días*, puede llegar a perturbar y a disociar a toda la familia.

Es importante tener presente que estos altibajos emocionales no significan que su esposa sienta más de lo que antes sentía. Significan que las partes de su cerebro que controlan las emociones han sufrido daño.

Tal vez se eche a llorar al ver a un familiar o amigo. Tal vez se ría a carcajadas sin ningún motivo. Sea cual sea la situación, puede ser sumamente perturbadora para la familia cuyos integrantes ya tienen que esforzarse por mantener a raya sus propias emociones. Lamentablemente el tratar de ofrecer calma y consuelo no siempre funciona. Es posible que su esposa no entienda, y no hay nada que ella pueda hacer al respecto. Es posible que reaccione con llanto o risa muchas más veces, lo cual, a su vez, dificultará más la comunicación.

En lugar de hablarle, abrácela cuando comience a llorar. Distráigala cambiando de tema, una técnica que frecuentemente detiene una explosión de ira o de llanto. O simplemente no le haga caso a estas explosiones que pronto pasarán. Los medicamentos a veces pueden reducir la severidad de los altibajos emocionales, por lo que le sugerimos que consulte con el médico.

Problema Familiar No. 3
"El coordinador de rehabilitación nos dijo que debíamos adaptar la casa para que fuera más accesible a una persona

discapacitada. Pero no sé qué es lo que eso quiere decir exactamente y cómo puedo lograr que mi papá se sienta cómodo y pueda funcionar independientemente en casa sin tener que invertir una fortuna".

Un ambiente accesible es un lugar estructuralmente sólido y seguro, libre de obstáculos para una persona que tal vez tenga dificultades al caminar, necesite usar una silla de ruedas, o tenga un lado del cuerpo paralizado. Un terapeuta del centro de rehabilitación puede visitar la casa y determinar lo que es necesario adaptar. También puede ofrecer sugerencias tomando como base la descripción que usted le haga de su casa. Entre estas sugerencias figuran:

- Las puertas deben tener, como mínimo, treinta y dos pulgadas de ancho para que la silla de ruedas pueda pasar por ellas. Si las puertas de su casa son más estrechas, es posible retirar los marcos y hasta las bisagras, o incluso la puerta.

- Mantenga todos los cables eléctricos y telefónicos asegurados en las esquinas de las habitaciones, para que nadie tropiece con ellos.

- Quite todas las alfombras que no estén fijas al suelo. Esta es la principal causa de caídas entre las personas de edad avanzada.

- Mantenga luces nocturnas en todas las habitaciones para que tanto usted como la persona afectada por el accidente cerebrovascular puedan moverse más fácilmente en la oscuridad.

- Antes de comprar ningún equipo, verifique con el coordinador del caso o terapeuta. Cerciórese de que los dispositivos que desea comprar sean necesarios y no se transe por el primer proveedor. Verifique para ver quién le da mejor precio.

- Es posible que sea necesario instalar una rampa si la entrada de la casa o la puerta que da al patio tienen escalones. La rampa debe tener un pie de largo por cada pulgada en sentido vertical.

- Los teléfonos deben ser fáciles de alcanzar. Escriba en letras grandes los números de teléfono de emergencia y colóquelos cerca de cada extensión.

- Es posible que sea necesario ajustar la altura del mostrador de cocina o agregar un área adicional. Tal vez sea necesario colocar los electrodomésticos de la cocina, así como el horno de microondas y la lavadora y secadora a un nivel accesible.

- Mantenga los utensilios de cocina, platos, cubiertos y vasos al alcance la mano. Los condimentos y alimentos enlatados deben estar en el estante más bajo de los gabinetes, al alcance de la mano, a la altura del brazo.

- Es posible que sea necesario adaptar el cuarto de baño para facilitar el movimiento de la silla de ruedas. Algunos de los equipos podrían incluir una silla para la ducha, barras para agarrarse, una ducha de mano y barandales de seguridad. El jabón que pende de un cordón es conveniente para la ducha en estos casos.

- Si es posible, el dormitorio de la persona que ha sufrido el accidente cerebrovascular debe estar en el piso bajo de la casa. Ponga una campana o timbre en la mesa de noche. Hay sistemas de alerta médica que consisten en un botón que se lleva al cuello, como una cadena, y permiten a la persona comunicarse inmediatamente con el servicio de emergencia. Tal vez algún hospital en su localidad brinde este servicio.

- Es necesario verificar la altura y el ancho de la cama. Trasladarse de la silla de ruedas a la cama y viceversa debe ser un proceso que pueda realizarse en forma cómoda y fácil.

- Arregle los muebles de manera que la silla de ruedas pueda maniobrar fácilmente entre los sofás, sillas y mesas. Quite las alfombras muy mullidas.

Problema Familiar No. 4

"Mi esposo es muy impaciente. Quiere volver a guiar el auto enseguida. ¿Cómo determino si lo puede hacer o no?"

Es necesario contar con la autorización del médico para volver a guiar después de un accidente cerebrovascular. Las discapacidades físicas, los déficits de la vista y la percepción o la falta de capacidad para ejercer el buen juicio pueden afectar la habilidad para guiar un auto. La evaluación del chofer se basa en una prueba de desempeño que consta de dos pasos:

Primer Paso: Examen Previo. En esta parte de la prueba se verifican las destrezas físicas tales como la coordinación, la sensación, la fuerza y el tiempo de reacción. Se evalúa la visión de día y de noche. Las capacidades de la percepción y la cognición se evalúan por medio de entrevistas y pruebas normalizadas.

Segundo Paso: Examen Tras el Volante. Esta es una prueba típica. La persona se sitúa tras el volante y un instructor lo acompaña como pasajero. El automóvil puede tener controles duales y estar adaptado para personas discapacitadas con dispositivos especiales de freno y dirección. La prueba puede ser durante el día o durante la noche.

Problema Familiar No. 5

"Ya hace meses que mi esposa salió del hospital pero aún está cansada todo el tiempo. No tiene ánimo ni fuerza para nada. ¿Qué puedo hacer?"

La fatiga y el cansancio son problemas comunes después de un accidente cerebrovascular, particularmente si el paciente es de edad avanzada y estaba menos activo u obeso antes de sufrir el accidente cerebrovascular. Lo que es más, los diversos ejercicios y rutinas que debe seguir para recuperar sus destrezas cognoscitivas y de percepción pueden ser mentalmente agotadores. En combinación, todo esto contribuye a crear un estado de agotamiento—para todo el mundo.

Siendo usted la persona que cuida a la paciente, necesita controlar su impaciencia. El cansancio es real. Su esposa no está fingiendo para que le presten más atención. Planifique el día de manera que incluya frecuentes períodos de descanso y siesta. Elija actividades que no agraven el cansancio y no llene el día de diligencias que hacer y cosas que comprar en varias tiendas atestadas de público. Permita las visitas en la casa, pero asegúrese que sus huéspedes entiendan que tendrán que marcharse antes de la cena. Dígales de antemano que tendrán que marcharse a una hora específica.

Como vimos en el Capítulo 10, el médico puede recetar un medicamento que ayude a aliviar el agotamiento y permita a su esposa estar más alerta durante el día.

Problema Familiar No. 6
"No importa lo que yo cocine, ni a cuál restaurante lo lleve. Mi esposo no quiere comer nada. Nada. Por favor, ¡ayúdenme!"
Lo más probable es que su esposo no esté fingiendo nada. Sencillamente, no tiene apetito. El daño cerebral que ha sufrido puede causar esta inapetencia, particularmente en el caso de los accidentes cerebrovasculares en el hemisferio derecho. De hecho, durante las etapas tempranas de la rehabilitación sus terapeutas probablemente pasaron mucho tiempo enseñándolo a tragar de nuevo, a comer, y a recibir la nutrición necesaria.

La inapetencia también puede ser de origen sicológico. Tal vez su esposo se avergüenza de la forma en que debe comer en estos momentos, su torpeza al manejar el tenedor y el cuchillo, al masticar o tragar la comida. También la depresión a veces causa pérdida de peso y falta de interés en la comida.

Para descartar otros problemas, cerciórese de que su médico haya hecho un buen reconocimiento del estómago. Pregúntele sobre los medicamentos que estimulan el apetito como Megace®

o Periactin®. Si su esposo parece estar deprimido (vea el Capítulo 14), cerciórese de que obtenga la terapia profesional que necesita.

Problema Familiar No. 7
"Mi mamá todavía tiene problemas con la memoria. Parece estar desorientada. Me siento tan inútil cuando la visito. Se me parte el corazón de verla así".

Aunque la pérdida de la memoria es común después de múltiples accidentes cerebrovasculares, eso no la hace más fácil de sobrellevar. En algunas ocasiones desaparece espontáneamente, pero, en otras, es necesario adaptarse. Algunas sugerencias para lidiar con la pérdida de la memoria son:

- Un ambiente relajado y en calma puede ayudar mucho. Demasiados estímulos confundirán a su mamá y no será capaz de concentrarse en las estrategias de compensación que ha aprendido para manejar la pérdida de la memoria.

- Hable con claridad al entrar en la habitación. Sonría, salude y hable despacio. Repita lo que ha dicho, si es necesario, en el mismo tono. Los gestos frecuentemente comunican la mayor parte del mensaje.

- Marque con etiquetas los objetos de uso personal de su mamá a fin de ayudarla a recordar para qué se usan. Silla, champú, cepillo. Todos los objetos deben estar identificados.

- Use calendarios con letras y números grandes, relojes con esferas grandes y un cuaderno de la memoria para ayudar a su mamá a mantener el hilo de las fechas, horas y ocasiones importantes.

- Evite corregir demasiado a menudo los errores de su mamá. Hágale preguntas a las que ella pueda responder con facilidad—sí o no—y eso la ayudará a sentir que está mejorando y a mantenerse motivada.

- Recuerde, es su mamá, no su hija. No le hable en tono condescendiente o petulante. Esta es la misma persona compasiva e inteligente que ayudó a criarlo y a educarlo a usted.

Problema Familiar No. 8
"Quiero que mi hermano me ayude con las labores domésticas ahora que está en casa. Creo que le haría mucho bien y también a mí me ayudaría. Pero, ¿cómo lo logro?"

Pedirle a la persona que se está rehabilitando que participe en las tareas diarias será de inmensa ayuda en el proceso. No sólo refuerza la independencia, sino también desarrolla un sentido de autocontrol y evita que esa persona se sienta como "una carga" para la familia. Algunas sugerencias que puede seguir:

- Use un abridor de latas eléctrico. Si pone un pedazo de espuma de goma bajo la lata, es posible usarlo con una sola mano.

- Use la bandeja de regazo como tabla de picar. Se puede balancear entre los dos brazos de la silla de ruedas.

- Evite que los tazones de mezclar se resbalen utilizando una alfombrilla de goma antideslizante.

- Mantenga cantidades previamente medidas de detergente y suavizador al alcance de la mano. Mantenga la lavadora y la secadora al mismo nivel de la silla de ruedas. Use máquinas con puerta delantera y carritos con ruedas para mover la ropa de un lugar a otro.

- Pídale a su hermano que elija las verduras y carnes en el supermercado. Normalmente los mostradores están al nivel del hombro y son atendidos por personas que le despachan lo que usted ordene.

Problema Familiar No. 9

"Mi esposo me está volviendo loca. Siempre está furioso, irritable. Es como un niño de diez años con una perenne pataleta. ¿Qué puedo hacer?"

Como ya hemos visto, los cambios repentinos de estado de ánimo son difíciles de manejar, particularmente cuando se trata de un ser querido. Aunque usted sabe que es el accidente cerebrovascular el que está al mando y no el hombre a quien usted ama y con quien se casó, eso no evita que le duela, especialmente porque este "extraño" es otra persona, muy diferente a la que era. Tal vez arroja las cosas contra la pared por la menor frustración. Tal vez le grita obscenidades hasta que consigue lo que desea.

La mejor manera de manejar estas explosiones o rabietas es conservar la calma. Voz calmada, acción calmada. Suavemente dirija la atención de esa persona a otra cosa que nada tenga que ver con el motivo de su alteración. Distráigalo con otra cosa, tal vez la televisión o una revista. El médico puede recetar un medicamento para ayudar a calmar estas tormentas. Sobre todo, no le haga el menor caso a lo que dice. No es nada contra usted. Es que su esposo no puede evitarlo.

Problema Familiar No. 10

"Mi papá está deprimido. Es comprensible, pero no sé cómo sacarlo de ese estado. Todo lo que quiere hacer es estar aislado. No quiere hablar con nadie. Y, peor todavía, no tiene motivación para nada".

El aislamiento, la falta de motivación y la depresión son señales de alarma comunes después de un accidente cerebrovascular. Como hemos visto en secciones anteriores, la depresión no es algo con lo que usted debe lidiar por su cuenta. Necesita consultar al médico. Algunas de las estrategias que ayudan son:

- Asistir a una de las reuniones del club para pacientes cerebrovasculares con su papá.

- Animarlo planificando actividades que él disfrute. Tal vez le guste la jardinería o la ópera. Sea lo que sea, anímelo para cualquier actividad que no sea demasiado agotadora.

- Haga que la acompañe en sus paseos y diligencias aunque simplemente vaya sentado en el auto sin decir nada. Distraerse le hará bien.

- Añada estructura a su rutina diaria preparando un horario y siguiéndolo.

- Lo que es más importante aún: consulte con el médico para que le recete un antidepresivo. Los nuevos medicamentos pueden lograr cambios notables en dos semanas a un mes.

Problemas Familiares No. 11

"Lo de mi esposo es sencillamente increíble. Lo único que piensa es yo, yo, y yo".
"¿Cómo se explica que mi esposa me haya dejado solo y se haya ido a jugar canasta?"
"¡Me importa un bledo la cena de hoy! Yo soy la que estoy enferma. Es que no tienen límite".

Es un hecho. Muchas personas se vuelven egocéntricas después de sufrir un accidente cerebrovascular. Regresan a la niñez, a aquellos días en que el mundo realmente giraba casi exclusivamente alrededor de ellos. Todo lo ven desde su propia perspectiva y sus propias necesidades. Lamentablemente este tipo de comportamiento no resulta precisamente conmovedor ni gracioso en un adulto, particularmente en el caso de una familia que se ha visto prácticamente contra la pared. El mejor antídoto es relacionarse con otras personas. Los clubes de personas que han sufrido un accidente cerebrovascular y los grupos de apoyo son particularmente útiles para poner las cosas en perspectiva. Cuando alguien pregunte qué puede hacer, dígale que venga a visitar a su esposo, lo lleve a almorzar o haga algo similar para darle a usted una oportunidad—muy bien merecida, por cierto—de descansar un rato. Mantenga su propio horario bien regularizado para evitar agotarse demasiado.

Problema Familiar No. 12
"Mi esposa está siempre aterrorizada. Ya ni sé a qué cosa le tiene miedo. Continuamente está aferrada a mí como un náufrago a una tabla".
Como todos sabemos ya, el accidente cerebrovascular altera muchos viejos hábitos. Algunos de estos cambios ocurren por motivos físicos, debido al daño cerebral. Pero otros cambios son de raíz sicológica. Tal vez su esposa no se sienta capaz de renovar las antiguas amistades, y no esté aún preparada para conocer a otras personas y forjar amistades nuevas. En este momento lo único que sabe es que se siente a gusto con usted y se aferra a eso.

Este tipo de dependencia social podría tener relación también con sus temores; temor a sufrir otro accidente cerebrovascular, temor a que usted ya no la encuentre atractiva, temor a no estar incluida ya en su vida.

A esta combinación se añade el factor edad, los temores normales que todos sentimos a medida que envejecemos. ¿Tendré la misma energía? ¿Y si tengo que depender de mis hijos y ser una carga para ellos? ¿Y si me enfermo y no puedo seguir trabajando? Estos temores se complican más cuando ocurre un accidente cerebrovascular. Es la pesadilla haciéndose realidad.

El mejor consejo que podemos dar cabe en dos palabras: constancia y ánimo. Haga sentir a su esposa que usted la sigue amando y hágale cumplidos por sus habilidades y destrezas siempre que pueda. Sugiérale actividades que puede realizar con éxito como arreglar las flores, cocinar u organizar el salón de estar. Sea paciente y controle su temperamento lo más posible. Elógiela en todas las situaciones en que resulte apropiado. Acompañe a su esposa a las reuniones de un club o grupo de apoyo para personas que han sufrido un accidente cerebrovascular. Conocer a otras personas que están sintiendo los mismos temores le será de gran ayuda mientras atraviesa este difícil momento. Trate de mantener el optimismo; vea el vaso medio lleno, y no medio vacío y concéntrese en las habilidades, no en las discapacidades. Recuerde que, como ya vimos en el Capítulo 14, también es posible aprender a ser más optimista.

Problema Familiar No. 13
"Ya me tienen totalmente confundido tantos términos y toda esta cuestión de la rehabilitación. ¿Cuál es la diferencia entre impedimento, incapacidad y discapacidad? ¿Qué influencia va a tener esto en los costos?"

En el aspecto personal, las etiquetas no significan nada. Pero en el aspecto legal sí pueden significar una gran diferencia. El *impedimento* implica la pérdida de la función normal, por ejemplo, una pierna o brazo paralizado. La *discapacidad* significa que la persona no es capaz de realizar una actividad específica de una forma que consideramos "normal"; por ejemplo, el hecho de tener el brazo paralizado afecta la habilidad de la persona para amarrarse los cordones de los zapatos o abrir una lata. La *incapacidad* es un término descriptivo que se utiliza para describir tanto el impedimento como la discapacidad e implica una desventaja en lo social. Tal vez el hecho de estar incapacitado impida a la persona desempeñarse en el mismo empleo que antes tenía. Las licencias de conducir especiales, las leyes para proteger los derechos de las personas cuyas habilidades son diferentes, y las leyes promulgadas para lograr que las personas discapacitadas tengan acceso físico a todos los lugares son todas formas de proteger a estas personas.

La buena noticia es que es posible obtener asistencia económica en muchos casos, aunque los síntomas de su ser querido caigan bajo la clasificación de impedimento, incapacidad o discapacidad. Los coordinadores de los centros de rehabilitación sabrán ayudarle a localizar cualquier tipo de asistencia disponible.

Problema Familiar No. 14

"No es que ya no me interese el sexo. No es eso. Es que yo quiero vivir mi vida. Separarme de él. Pero, ¿cómo le voy a decir que me quiero divorciar después de todo lo que ha pasado, después de todo lo que hemos pasado con su enfermedad?"

A veces sucede. Toda la asesoría, todas las terapias y todo el optimismo del mundo no siempre pueden sanar una relación. Si su matrimonio ha sufrido, probablemente el accidente cerebrovascular no sea el problema principal. Por supuesto que un evento de esa índole puede cambiar a la persona que usted una vez amó, lo cual puede llevarle a usted a preguntarse si está casada con un extraño. Lo más probable es que esta ruptura se haya estado fraguando durante mucho tiempo, mucho antes de ocurrir el accidente cerebrovascular, lo cual le hará sentir mucho más resentimiento debido al papel que ahora le ha tocado: el de atender y cuidar a su esposo como si fuera su sirvienta y su enfermera.

Si siente que el divorcio es inevitable, le recomendamos de la manera más enfática que hable con su médico o sicólogo acerca del problema. Tal vez le sugiera esperar un poco más hasta que su esposo se sienta más fuerte. Es posible que, habiendo sufrido un accidente cerebrovascular, no sea legalmente competente en este momento para tomar decisiones en forma independiente. Su médico también le podrá dar los nombres de algunos terapeutas a quienes puede consultar para prepararse mejor antes de dar ese paso—y preparar a su esposo—tanto en lo práctico como en lo emocional.

Problema Familiar No. 15

"Sé que el accidente cerebrovascular es común entre las personas de edad avanzada. Pero, ¿y los más jóvenes? ¿También afecta a los niños?"

El cinco por ciento de los accidentes cerebrovasculares que ocurren en Estados Unidos afectan a personas menores de cuarenta y cinco años. Algunas de las víctimas tienen dos años.

Las enfermedades y problemas de salud que se asocian con el riesgo de sufrir un accidente cerebrovascular en las personas más jóvenes incluyen:

- problemas cardíacos congénitos

- prolapso de la válvula mitral

- endocarditis infecciosa

- problemas de arritmia como la fibrilación atrial

- anemia drepanocítica

- fiebre reumática

- leucemia

- abuso de drogas y narcóticos, incluyendo la cocaína y las drogas intravenosas

También se han dado algunos casos en los que el accidente cerebrovascular simplemente ha ocurrido al azar, sin que esté presente ninguna enfermedad o problema congénito. En el caso de estos jóvenes la prognosis para una vida larga y saludable es excelente, una vez completado el ciclo de rehabilitación.

Problema Familiar No. 16
"Cuando los amigos me preguntan qué pueden hacer, no sé ni qué decirles. Por supuesto que deseo y necesito toda su ayuda, pero no quiero ser una carga ni una molestia para nadie".
Aunque necesitamos el apoyo de la familia y los amigos cuando ocurre el accidente cerebrovascular, no es en el hospital general donde más se necesita su ayuda. Es después, cuando su esposo se traslade del centro de rehabilitación de nuevo al hogar. Es entonces que podría sentirse abrumada y sola, y necesita más el apoyo de sus amistades. Pídales que hagan visitas. Pídales que lleven a su esposo a un restaurante mientras usted descansa un

rato. Pídales que la releven de algunas responsabilidades mientras va al salón de belleza o a comprarse un vestido. Todos necesitamos estos pequeños lujos y el tiempo para disfrutarlos. Cuando los amigos llamen al hospital para saber cómo está su esposo, dígales: "En este momento no necesito nada, pero cuando regrese a la casa sí voy a necesitar su ayuda".

Problema Familiar No. 17
"¿Cómo debemos manejar la cuestión del cuidado dental?"
Es importante cuidar la dentadura, pero el accidente cerebrovascular puede dificultar esta tarea. La pérdida de la memoria, la dificultad para tragar y mascar, la falta de sensación, el limitado movimiento del brazo, todos podrían constituir un problema en alguien que ha sufrido un accidente cerebrovascular. La mejor solución es la misma en todos los casos: ver al dentista dos o tres veces al año. Algunas consideraciones especiales:

- Asegúrese de que el consultorio del dentista sea accesible para discapacitados.

- Pídale al dentista que anote todas las instrucciones.

- Si la pérdida de la memoria constituye un problema, haga que su ser querido lleve un diario donde pueda marcar las veces que se cepilla los dientes y usa el hilo dental.

- Investigue los dispositivos especiales para usar con una sola mano como cepillos eléctricos y Water Piks.

Problema Familiar No. 18
"¿Y la diversión? Parece un reto tan grande".
El entretenimiento es lo más individual que hay. No todo el mundo se divierte igual y la alegría puede venir de los lugares más inesperados. Algunas sugerencias:

- Mantenga los controles de radio y televisión, los libros y las revistas, al alcance de la mano. Los controles remotos actualmente tienen botones de mayor tamaño para facilitar la visibilidad y el uso.

- Pegue al teléfono papelitos con los números telefónicos de los amigos; los teléfonos programables que marcan el número con sólo oprimir un botón y los teléfonos con bocina son particularmente útiles. Así su ser querido podrá llamar y charlar con un amigo sin tener que pedirle ayuda.

- Anime a su ser querido a inscribirse en un club o gimnasio local que tenga piscina.

- Juegue. Algunos de los juegos populares son Scrabble, Nintendo, Myst, ajedrez, damas chinas, Yahtzee, Trivial Pursuit. Cualquier juego que mejore la percepción del espacio, los problemas de la memoria, las destrezas para resolver problemas y la capacidad de organización será divertido y útil.

- Viaje a menudo. Unas buenas vacaciones y un cambio de ambiente son tan importantes en este momento como siempre lo han sido. Verifique antes para cerciorarse de que el lugar que planea visitar sea accesible para su ser querido, a pesar de todas sus limitaciones. Llame y pregunte:

¿Hay estacionamiento accesible para personas discapacitadas?

¿Está la habitación del hotel preparada para el uso de una persona discapacitada?

¿Qué hace la aerolínea para acomodar bien a sus pasajeros discapacitados?

¿Tienen rampas de acceso los edificios y son las puertas lo suficientemente anchas para una silla de ruedas?

¿Hay baños públicos adaptados para el uso de las personas discapacitadas?

¿Hay alfombras? ¿Cuál es el grosor?

Existen organizaciones de turismo que brindan información a las personas discapacitadas, incluidas las que sobreviven un accidente cerebrovascular. En Estados Unidos puede llamar a Flying Wheels al teléfono (507) 451-5005, telefacsímil (507) 451-1685, o conectarse con su sitio en la World Wide Web a la dirección www.flyingwheelstravel.com. Mobility International ayuda a proporcionar empleo en el extranjero a personas en silla de ruedas. Puede comunicarse con esta organización al teléfono (541) 343-1284, telefacsímil (541) 343-6812, o por correo electrónico a la dirección info@miusa.org. Visite también su página en Internet en la dirección www.miusa.org.

Estos son solamente algunos de los problemas familiares que pueden surgir mientras su ser querido se recupera. Vea el Apéndice al final para informarse sobre otros recursos. Y, como siempre, solicite información al coordinador del caso en el centro de rehabilitación o al médico y hágale todas las preguntas que se le ocurran. Estos profesionales están a su disposición para ayudarle.

Trascendiendo el Accidente Cerebrovascular

Si este libro encierra alguna lección, una sola cosa que debemos recordar, es que, sí, en efecto, en el momento en que su ser querido sintió el primer síntoma de un accidente cerebrovascular, ocurrió un profundo cambio.

¿Es un cambio imposible de manejar y superar?

Rotundamente no.

A veces la vida es injusta.

Pero mientras haya vida, mientras exista aunque sea un recuerdo lejano de la persona a quien usted ama en ese rostro dormido que ve en la cama del hospital, mientras ese rostro pueda esbozar una sonrisa, o quede en él algún gesto que le recuerde las fiestas navideñas de hace tantos años, esos domingos por la tarde que todos compartieron, mientras todo eso esté aún vivo, hay esperanza. Mientras hay vida, hay esperanza.

Usted y su ser querido no deben darse por vencidos mientras exista esa esperanza. Sí, es cierto que necesitará ayuda. Pero la vida no ha terminado. No tiene que ser un imposible. Simplemente, las cosas han cambiado.

Esperamos que este libro haya contribuido a darle una base de información sólida sobre el accidente cerebrovascular. Esperamos que usted comprenda cómo comenzó en el caso de su ser querido, y por qué. Esperamos, igualmente, que comprenda las numerosas pruebas que los médicos y profesionales realizan en el hospital.

También esperamos que haya aprendido a hacer todas las preguntas que necesite hacer acerca de la rehabilitación y que en este momento ya sepa que el equipo de rehabilitación está a su disposición para ayudarle y que no debe sentir vergüenza ni temor de preguntar todo lo que necesite y desee saber.

Antes de concluir, deseamos añadir una palabra más al vocabulario que ya usted maneja sobre este tema: *dignidad*.

Su ser querido ha cambiado y es otra persona después de sufrir el accidente cerebrovascular, pero eso no oblitera ni borra, en modo alguno, todo lo que antes ha sido y todo lo que juntos aún pueden ser y lograr. La enfermedad tampoco debe debilitar los vínculos que unen a la familia. Tratar a los demás con el mismo respeto y con la misma dignidad con que deseamos ser tratados es la actitud más ética y correcta en todas las circunstancias. No sólo ayudará en el proceso de rehabilitación. Sospechamos que tal vez hasta pueda añadir algo a su vida.

Direcciones Útiles para Educación y Apoyo

American Heart Association
National Center
7272 Greenville Avenue
Dallas, TX 75231
(214) 373-6300
(800) 373-AHA-USA1 (242-8721)
www.americanheart.org

American Occupational Therapy Association
4720 Montgomery Lane
P.O. Box 31220
Bethesda, MD 20824-1220
(301) 652-2682
www.AOTA.org

American Physical Therapy Association
1111 North Fairfax Street
Alexandria, VA 22314
(800) 999-2782
www.APTA.org

American Speech-Language-Hearing Association
10801 Rockville Pike
Rockville, MD 20852
(800) 498-2071
(301) 897-5700 (Voz o teletipo para personas con discapacidad de la audición)

American Stroke Association
7272 Greenville Avenue
Dallas, TX 75231
1 (888) 4-STROKE
www.strokeassociation.org

Association for Children and Adults with Learning Disabilities
4156 Library Road
Pittsburgh, PA 15234
(888) 300-6710
(412) 341-1515
www.LDAAmerica.org

Association of Rehabilitation Nurses
4700 West Lake Avenue
Glenview, IL 60025-1485
(800) 229-7530
www.rehabnurse.org

Brain Injury Association
105 North Alfred Street
Alexandria, VA 22314
(800) 444-6443 (Apoyo Familiar)
(703) 236-6000 (Oficina de Contabilidad)
(703) 236-6001
www.biausa.org

HealthSouth
One HealthSouth Parkway
Birmingham, AL 35243
(800) 765-4772
www.healthsouth.com

HealthSouth Rehabilitation Institute of San Antonio (RIOSA)
9119 Cinnamon Hill
San Antonio, TX 78240
(210) 691-0737

JCAHO (Joint Commission on Accreditation
of Healthcare Organizations)
One Renaissance Boulevard
Oakbrook Terrace, IL 60181
(630) 792-5000
(630) 792-5001
www.JCAHO.org

Joseph P. Kennedy Jr. Foundation
1325 G Street NW, Suite 500
Washington, DC 20005-4709
(202) 393-1250
www.familyvillage.wics.edu/jpks

The Association for Persons with Severe Handicaps
29 West Susquehanna Avenue, Suite 210
Baltimore, MD 21204
(410) 828-8274
(410) 828-1306 (Teletipo para personas con discapacidad de la
audición)
(410) 828-6706 (telefacsímil)
Correo Electrónico: info@TASH.org
www.TASH.org

The Moody Foundation
704 Moody National Bank Building
Galveston, TX 77550
(409) 763-5333
(409) 763-5564 (telefacsímil)

Dispositivos Médicos y Equipos de Asistencia

North Coast Medical
18305 Sutter Boulevard
Morgan Hill, CA 95037-2845
(800) 821-9319
www.ncmedical.com

Sammons Preston
P.O. Box 5071
Bolingbrook, IL 60440
(800) 323-5547
(800) 547-4333 (telefacsímil)
www.sammonspreston.com

Smith & Nephew
104 W 13400 Donges Bay
Germantown, WI 53022-8205
(800) 558-8633
www.smith-nephew.com

Superintendent of Documents
P.O. Box 371954
Pittsburgh, PA 15250-7954
(866) 512-1800
(202) 512-1800
(202) 512-2250 (telefacsímil)
Correo Electrónico: gpoaccess@gpo.gov
www.bookstore.gpo.gov
Hay documentos disponibles sobre temas relacionados con la ley de incapacidad, seguro de salud y las personas con impedimentos físicos.

Glosario

Abducción. Movimiento del brazo o de la cadera hacia el lado, lejos del cuerpo.

Actividad funcional. Actividad que la persona realiza para lograr un determinado propósito útil.

Actividades de la vida diaria. Las tareas que realizamos en nuestra rutina diaria para atender a nuestras necesidades. Incluyen bañarse, arreglarse, vestirse, alimentarse, ir al baño, comunicarse, preparar comidas ligeras, realizar las labores domésticas y desarrollar destrezas prevocacionales y vocacionales.

Aducción. Movimiento del brazo o de la pierna de lado, hacia el cuerpo.

Afasia. Discapacidad o pérdida del lenguaje.

Afecto. Las reacciones emocionales que se asocian con una experiencia.

Alexia. Incapacidad para comprender el lenguaje escrito.

Alteración. Confusión interna que puede resultar en un comportamiento defensivo, una inquietud excesiva y mayor actividad mental y física, incluyendo temblores.

Amnesia post traumática (PTA). El período que transcurre después de una lesión, durante el cual el paciente sufre pérdida de la memoria de los eventos diarios. El paciente no es capaz de almacenar nuevos datos en su memoria y, por consiguiente, su capacidad para aprender disminuye. La memoria del período de amnesia post traumática no se graba nunca, y, por tanto, lo que sucede durante ese tiempo no se puede recordar después.

Amnesia. Incapacidad de la memoria que no permite recordar eventos ocurridos durante un determinado período de tiempo.

Aneurisma. Dilatación anormal localizada de un vaso sanguíneo, normalmente una arteria, debido a un defecto congénito o a la debilidad de las paredes del vaso sanguíneo.

Anoxia. Falta de oxígeno que puede dañar las células del cerebro. Puede ocurrir cuando el flujo de sangre al cerebro disminuye.

ANP. Abreviatura inglesa de Advanced Nurse Practitioner.

Ansiedad. Sentimiento de aprensión preocupación, intranquilidad o terror, particularmente del futuro. Todos hemos experimentado ansiedad en algún momento y la ansiedad es una reacción normal a lo que amenaza el propio cuerpo, estilo de vida, nuestros valores o seres queridos. Es normal sentir un cierto grado de ansiedad que estimula al individuo a realizar acciones destinadas a diversos propósitos. La ansiedad excesiva obstaculiza el funcionamiento eficiente de la persona.

Anticonvulsivo. Medicamento que disminuye la posibilidad de que ocurran convulsiones como el Dilantin, fenobarbital, Mysoline, Tegretol, Depakote y Neurontin.

Apatía. Falta de interés o preocupación.

Apraxia. La incapacidad de realizar movimientos voluntarios con un determinado propósito aunque los músculos no estén paralizados y el paciente comprenda lo que debe hacer. Se presenta como un problema en la planificación u ordenación secuencial de los movimientos deseados, por ejemplo, si la persona no sabe cómo levantarse del suelo y ponerse de pie.

Aspiración. Un problema que se presenta al tragar cuando los alimentos, líquidos o secreciones se introducen en los pulmones.

Ataxia. Actividad anormal de los músculos que trae como resultado falta de coordinación en los movimientos. Por ejemplo, la persona sabría cómo planear los movimientos para levantarse del suelo, pero sus movimientos al hacerlo no serían coordinados.

Atención selectiva. La capacidad de seleccionar determinados elementos del medio ambiente y bloquear otros estímulos.

Atención. Capacidad de concentrarse en los eventos que ocurren en el medio ambiente.

Bilateral. En ambos lados del cuerpo.

Capacidad de estar alerta. Grado de respuesta a los estímulos del ambiente.

Catéter. Un tubo utilizado para drenar la orina. Se inserta a través de la vejiga (Foley) o externamente por encima del pene (condón).

Centro de cuidados extendidos. Un centro residencial con atención de enfermeros (fundamentalmente, un centro que cuenta con enfermeras expertas) para el paciente que requiere cuidados de enfermería 24 horas al día o terapia de rehabilitación-física, ocupacional o del habla-menos intensiva que la que se administra al paciente interno en un centro de rehabilitación. El centro de cuidados extendidos es normalmente una alternativa a corto plazo (dos a tres meses) para el paciente antes de regresar a su casa (con terapia como paciente externo) o a una residencia para ancianos y convalecientes.

Cognición. Destrezas del pensamiento como saber, estar consciente, percibir objetos, recordar ideas, comprender y razonar.

Coma. Estado de inconsciencia del cual no es posible despertar al paciente, aun con estímulos poderosos.

Comprensión auditiva. Comprensión de las expresiones enunciadas en el habla.

Concentración. Capacidad para mantener la atención en una tarea durante un período de tiempo. Permanecer atento y no distraerse fácilmente.

Concepto abstracto. Un concepto disociado de cualquier instancia específica, el cual, por ese motivo, puede ser difícil de entender. A los pacientes que manifiestan déficits cognoscitivos por lo regular se les hace difícil comprender los conceptos abstractos. Por consiguiente, las explicaciones deben centrarse en conceptos concretos basados en la experiencia inmediata de objetos y eventos reales.

Concusión. Lesión en la cabeza que resulta de la pérdida temporal de la conciencia o el impedimento de la función neural.

Confabulación. Hablar de personas, lugares y eventos que no tienen base real. La persona puede hablar con mucho aplomo de cosas que no tienen fundamento.

Continencia. Capacidad de controlar las funciones de la vejiga y los intestinos.

Contractura. Pérdida del movimiento en una articulación como consecuencia del acortamiento y contracción de los músculos.

Contrecoup. Contusión del tejido cerebral en el lado opuesto al del golpe en la cabeza.

Control motor general. Movimientos amplios y fuertes como los necesarios para cortar leña o caminar.

Control motor sutil. Movimientos delicados, intrincados y sutiles como los necesarios para escribir o tocar el piano.

Contusión. Un golpe en el cerebro como resultado de una lesión traumática en la cabeza.

Convulsiones. Episodios de conciencia alterada que pueden asociarse con movimientos rápidos e incontrolables como resultado de la actividad eléctrica anormal en el cerebro.

Cuadriplejía. Parálisis de ambos brazos y ambas piernas.

Cuidado diurno. Un servicio que se proporciona durante las horas del día a los pacientes que requieren supervisión, incluyendo asistencia con los medicamentos, preparación de comidas y ayuda para vestirse o moverse. No obstante, la familia lleva al paciente a su residencia y asume responsabilidad por su cuidado durante la noche.

Daño cerebral difuso. Lesión a las células en muchas partes del cerebro, en lugar de daño localizado en un lugar específico. El daño difuso es común en las lesiones cerradas en la cabeza debido a que el cerebro se mueve dentro del cráneo y el tejido se rasga, estira y golpea.

Decúbito. Un deterioro localizado de todas las capas de la piel (comúnmente llamada úlcera de presión).

Depresión. Caracterizada por la alteración de los estados de ánimo, implica pérdida de interés en todas las actividades normalmente placenteras tales como comer, hacer el amor, trabajar, compartir con los amigos, dedicarse a un pasatiempo o disfrutar el ocio. Es posible que la persona pierda o gane peso y experimente trastornos del sueño, agotamiento, sentimientos de desvalidez o culpabilidad, tenga menos capacidad para pensar o concentrarse, o tenga pensamientos recurrentes de suicidio y muerte.

Desorientación. Falta de capacidad para reportar la información correcta con respecto al tiempo, las personas y los lugares.

Destrezas para lidiar con situaciones difíciles. Capacidad de lidiar con los problemas y las dificultades en el intento de superarlos o aceptarlos.

Destrezas para resolver problemas. Capacidad de considerar los factores probables que pueden influir en el resultado de las diversas soluciones a un problema y seleccionar la solución más ventajosa. Los pacientes que presentan déficits en esta destreza quedan "inmovilizados" cuando se enfrentan a un problema. Debido a que son incapaces de pensar en las posibles soluciones, su respuesta es no hacer nada.

Disartria. Déficit en la voz y en la enunciación del habla causado por problemas en el control y coordinación de los músculos de los labios, lengua y garganta.

Discriminación. La capacidad de diferenciar entre dos o más estímulos.

Disfagia. Incapacidad de alimentarse por vía oral y tragar.

Dorsiflexión. Movimiento del tobillo hacia arriba y hacia el rostro.

Edema. Acumulación de fluidos en el tejido que causa hinchazón.

Electroencefalograma (EEG). Un procedimiento en el cual se utilizan electrodos en el cráneo para registrar la actividad eléctrica del cerebro.

Embolia. Obstrucción de un vaso sanguíneo por una sustancia extraña o, más frecuentemente, por un coágulo de sangre.

Entrenamiento en la marcha. Instrucciones al caminar con equipos de asistencia o sin ellos; también se le llama entrenamiento en la ambulación.

Escala de Coma de Glasgow. Una escala que se utiliza para predecir la severidad de una lesión cerebral. La misma evalúa las respuestas motoras, la apertura de los ojos y las respuestas verbales.

Espasticidad. Falta de equilibrio en la tensión muscular que causa resistencia al movimiento pasivo, por ejemplo, si uno trata de flexionar o enderezar el codo, los músculos de un lado de la articulación se resistirán al movimiento.

Estímulo sensorial. El proceso de proporcionar información a los sentidos–del tacto, olfato, vista, gusto y oído. El estímulo sensorial proporciona algo a lo que el paciente debe responder. La respuesta da inicio al proceso que produce una actividad con significado.

Estímulo. Agente, acto o influencia que produce una reacción.

Evacuar. Orinar o defecar.

Falta de uso aprendida. Una teoría que sugiere que los sobrevivientes "aprenden" a no usar la parte afectada del cuerpo porque les resulta más difícil.

Férulas en serie. Uso de una serie de férulas alrededor de una articulación a fin de estirar las contracturas y aumentar el arco de movimiento de la articulación.

Flaccidez. Ausencia de la tensión muscular normal que causa falta de actividad muscular, por ejemplo, una pierna o brazo laxo.

Flexión plantar. Movimiento del tobillo cuando se vira hacia dentro, en dirección opuesta al rostro.

Flexión. Cualquier movimiento que requiera doblar una articulación.

Hematoma. Acumulación de sangre en los tejidos o en un espacio después de la ruptura de un vaso sanguíneo.

Hemianopsia. Ceguera en la mitad del campo visual en uno o ambos ojos.

Hemiparesia. Incapacidad de moverse (parálisis) de un lado del cuerpo.

Hemorragia. Sangramiento. Cerebral: hacia el cerebro; epidural: entre el cráneo y la dura; o subdural: entre la dura y el cerebro.

Impulsividad. La tendencia a actuar repentina y espontáneamente sin pensar en las consecuencias de las acciones.

Inclinación pélvica anterior. Inclinación hacia delante y hacia abajo de la pelvis que causa una lordosis normal o más acentuada de la espina dorsal.

Inclinación pélvica posterior. Inclinación hacia atrás y hacia arriba de la pelvis que trae como resultado un aplanamiento o disminución de la lordosis de la espina dorsal.

Independencia. Capacidad para realizar una actividad en forma constante y segura en un período de tiempo práctico, sin supervisión ni asistencia.

Inflexibilidad. Incapacidad para ajustarse a los cambios.

Ingresos de Seguro Suplementario (SSI). Programa federal del gobierno de Estados Unidos que administra el Seguro Social y envía cheques mensuales a las personas de edad avanzada, ciegas o discapacitadas, quienes tienen ingresos y recursos económicos muy limitados. La elegibilidad se basa en: (1) que la persona tenga una discapacidad física o mental que, según se espera, le impida trabajar durante al menos doce meses; (2) el ingreso total de la persona y sus recursos económicos (cuentas corrientes y de ahorro, bonos, certificados de depósito, propiedades y seguros). Las personas que son elegibles para recibir este seguro también reciben el seguro médico de Medicaid.

Intracerebral. Dentro de los tejidos del cerebro.

Juicio. El proceso de formular una opinión tomando como base una evaluación de la situación que se analiza en comparación con los valores, preferencias e intuiciones personales.

Laceración. Una rasgadura o cortadura.

Lesión axonal difusa (DAI). Daño que se produce en todo el cerebro en las fibras nerviosas que lo conectan con el sistema nervioso.

Localización del sonido. Capacidad de localizar de dónde viene un sonido.

Lordosis. Curva natural hacia dentro o hacia delante en la parte baja de la espalda.

Medicaid. El programa de seguro del gobierno federal que en Estados Unidos cubre la asistencia médica de las personas de sesenta años o mayores, personas de cualquier edad con fallo renal permanente y ciertas personas incapacitadas. El Seguro Social considera a la persona discapacitada cuando tiene un impedimento físico o mental severo o una combinación de impedimentos que le impidan trabajar durante un año o más. La persona discapacitada tiene cobertura de Medicare cuando ha recibido beneficios por discapacidad durante veinticuatro meses.

Memoria a corto plazo. Memoria que se retiene solamente por un breve período de tiempo.

Memoria a largo plazo. La memoria que retenemos por un tiempo indefinido.

Memoria de repetición. La información se archiva y recupera sin comprenderla.

Memoria. El proceso de recordar o reproducir lo que se ha aprendido o retenido.

Motivación. El componente del comportamiento que permite el proceso de estímulo/sensación y permite desarrollar y ejecutar un determinado plan de acción.

Movilidad en la cama. Capacidad de moverse en una estera o en la cama haciendo rodar el cuerpo, sentándose o acostándose.

Negligencia unilateral. Desconocer la existencia y presencia de objetos que quedan hacia un lado del cuerpo.

Neurosicología. Un área de la sicología que relaciona las emociones, motivaciones, la cognición y la personalidad con modelos de función cerebral.

Nistagmus. Movimiento involuntario del globo del ojo.

Niveles de independencia. Independiente con mínima asistencia (el paciente realiza el 75% o más de una tarea; asistencia moderada (el paciente realiza el 50 al 75% de una tarea); máxima asistencia (el paciente realiza el 25 al 50% de una tarea); dependiente (el paciente realiza menos de un 25% de la tarea).

NPO. Abreviatura médica que usan los doctores en sus órdenes para indicar que el paciente no debe ingerir nada por vía oral.

Orientación. Conciencia de la presencia de una persona, de un lugar y del tiempo.

Ortosis de tobillo y pie (AFO). Un soporte corto que se utiliza para la pierna.

Ortosis. Soporte externo que puede adoptar la forma de una abrazadera o férula diseñada para mejorar la función o proporcionar estabilidad.

PA. Abreviatura inglesa de Physician Assistant.

Paciente Externo. Paciente que reside fuera del hospital pero requiere continuar una o más terapias.

Pensamiento convergente. Reconocimiento y análisis de la información relevante a fin de identificar un tema o punto principal.

Pensamiento divergente. Generar conceptos abstractos únicos o hipótesis que se desvían de los conceptos e ideas considerados normales.

Percepción. Capacidad de reconocer y distinguir los objetos en el medio ambiente, incluyendo su tamaño, forma, color, textura, olor y sonido. Es la forma en que el cerebro interpreta la información sensorial que recibe.

Pérdida emocional. Cambios rápidos y drásticos en el estado emocional (reír, llorar, ira) sin razón aparente.

Pérdida. Pérdida del control emocional. Se relaciona más con el daño cerebral y menos con la depresión.

Perseveración. Quedarse "trabado" en una palabra, idea o tarea y no poder alternar con la próxima idea, palabra o tarea.

Personalidad. La organización individual y única de los rasgos, características y modos de comportarse de una persona que la distinguen de los demás y al mismo tiempo determinan la manera en que otros reaccionan hacia esa persona.

Plasticidad neural. El concepto de que el cerebro tiene el potencial de "reconectarse" a sí mismo o utilizar las áreas no dañadas en el proceso de recuperación.

Posiciones inhibitorias. Posiciones que obstaculizan y rompen los patrones normales o posturas del tronco o extremidades causadas por la tonicidad anormal (por ejemplo, la hipertonicidad).

Potencial evocado. Una respuesta eléctrica producida en una parte específica del sistema nervioso (por ejemplo, la médula espinal, el tallo encefálico, la corteza cerebral) por el estímulo de los receptores sensoriales de la piel, los ojos y los oídos, o por estímulo eléctrico directo de los nervios periféricos principales. Estos potenciales se registran para determinar cuán eficiente es el funcionamiento de determinados circuitos nerviosos.

Pragmático. Uso práctico del habla y lenguaje en una conversación.

Premórbido. Un término que se utiliza para describir el estado del paciente antes de la lesión.

Problemas para enunciar palabras. Disminución de la capacidad para localizar o enunciar las palabras que siempre quedan "en la punta de la lengua".

Prognosis. Las posibilidades de recuperación después de una enfermedad o lesión según las indican la naturaleza de los síntomas en el caso.

Prona. Posición en la cual la persona se acuesta bocabajo.

Propriocepción. El sentido de dónde se encuentra la propia extremidad en el espacio estáticamente una vez que esta ha dejado de moverse.

Prótesis. Una extremidad artificial.

Rango o arco de movimiento (ROM). Todo el arco de movimiento posible de una articulación. Puede ser un movimiento pasivo (otra persona mueve la extremidad del paciente); activo con ayuda (el paciente trata de mover la extremidad lo más posible y otra persona la lleva al final del arco posible); y activo (el paciente mueve la extremidad sin ayuda de nadie).

Razonamiento deductivo. Llegar a una conclusión tomando como base las premisas o principios generales en un proceso que progresa paso a paso, en una determinada situación.

Recuerdo. Capacidad de recordar (inmediata o demorada).

Recuperación espontánea. La recuperación que ocurre a medida que sana el daño a los tejidos del cuerpo. Este tipo de recuperación ocurre con o sin rehabilitación y es muy difícil saber cuánta mejoría es espontánea y cuánta se debe a las intervenciones de la rehabilitación. No obstante, un equipo experto en rehabilitación guía al paciente a través de la recuperación, anticipa y minimiza las complicaciones. Las funciones que van regresando se pueden canalizar en direcciones útiles y en pasos progresivos para que el resultado final sea el mejor posible.

Reflejo. Movimiento involuntario que se produce como respuesta a un estímulo.

Reflejos primitivos. Respuestas y reflejos involuntarios presentes en todos los recién nacidos, los cuales desaparecen a medida que el cerebro del niño se desarrolla y surgen respuestas más conscientes y voluntarias. Estos reflejos pueden reaparecer después de una lesión cerebral traumática.

Rehabilitación. Un sistema organizado de tratamiento que permite al paciente lesionado recuperar la capacidad mental y física más alta posible.

Seguro Social por Incapacidad. En Estados Unidos, la elegibilidad para este seguro se basa en que: (a) la persona tenga impedimentos severos físicos o mentales o una combinación de ambos que le impide trabajar durante un año más y (2) que la persona haya trabajado suficiente tiempo y con suficiente proximidad bajo el plan del Seguro Social para ser asegurada.

Subdural. Bajo la dura (la membrana dura que recubre el cerebro y la médula espinal).

Supina. Posición en la cual la persona está acostada bocarriba.

Tangencialidad. La estructura superficial del habla enunciada parece estar intacta, pero la confusión conceptual es evidente y se refleja en problemas de selección deficiente de palabras, relación deficiente entre los pensamientos e ideas, impedimentos en el pensamiento abstracto y una fuerte tendencia a desviarse del núcleo del mensaje o tema.

Terapia de restricción. Una nueva forma de terapia que fuerza al paciente a utilizar la extremidad afectada en tareas funcionales mientras la extremidad no afectada está restringida.

Tiempo de atención. El plazo durante el cual la persona puede concentrarse en lo que ocurre a su alrededor.

TO. Terapia Ocupacional.

Tolerancia a la frustración. La capacidad de lidiar con eventos frustrantes en la vida diaria sin ponerse furioso o agresivo.

Tomografía Computarizada (CT Scan). Una serie de radiografías que se toman a diferentes niveles del cerebro para mostrar sus diferentes secciones. Proporciona imágenes muy precisas del cerebro.

Tonicidad muscular. La tensión normal del músculo.

Traqueotomía. Un orificio que se hace por medios quirúrgicos en la parte delantera de la garganta para tener acceso a la tráquea.

Traslado. Se refiere a los métodos empleados para trasladarse de la silla de ruedas a la cama, inodoro, etc., o viceversa, utilizando un movimiento en pivote o una tabla deslizadora, por ejemplo.

Trazado visual. La capacidad de seguir un objeto, luz o persona con los ojos hacia arriba, hacia abajo y a la derecha e izquierda.

Trombosis. La formación, el desarrollo o la existencia de coágulos de sangre dentro del sistema vascular. El coágulo puede ocluir un vaso sanguíneo y detener el suministro de sangre al cerebro u otro órgano. Si el trombo se desprende, se convierte en émbolo y es capaz de obstruir un vaso sanguíneo a gran distancia de su localización original.

Tubo de gastrostomía. Un tubo de alimentación que pasa directamente al estómago desde fuera del abdomen.

Unidad de Cuidados Intensivos. También conocida como Unidad de Terapia Intensiva o de Cuidado Especial, es la unidad del hospital que utiliza equipos altamente sofisticados y enfermeros especialmente capacitados para atender a los pacientes que se encuentran graves y deben estar bajo supervisión continua.

Ventrículos. Cuatro cavidades naturales del cerebro por las cuales circula el fluido cerebrospinal.

Vestibular. Referente al sistema vestibular del oído medio y al cerebro que percibe el movimiento de la cabeza. Los trastornos del sistema vestibular pueden producir mareos, regulación deficiente de la postura y tonicidad muscular, e incapacidad para detectar los movimientos rápidos de la cabeza.

Fuentes de
Referencia

Albert, Martin L., M.D., David L. Bachman, M.D., Alisa Morgan, Ph.D., y Nancy Helm-Estabrooks, Sc.D., "Pharmacotherapy for Aphasia", *Neurology 38* (junio de 1988).

Albert, Martin L., M.D., y Nancy Helm-Estabrooks, "Diagnosis and Treatment of Aphasia: Part I", *Journal of the American Medical Association* 259: 7 (19 de febrero de 1988).

Anderson, Thomas P., "Rehabilitation of Patients with Completed Stroke", *Krusen's Handbook of Physical Medicine and Rehabilitation*, Cuarta Edición de F. Kottke y J. F. Lehmann (Philadelphia: W.B. Saunders, 1990).

Bach-y-Rita, Paul, "Brain Plasticity as a Basis of the Development of Rehabilitation Procedures for Hemiplegia", Scandinavian Journal of Rehabilitation *Medicine* 13 (1981).

Barnett, H. J. M., M.D., "The Contribution of Multicenter Trials to Stroke Prevention and Treatment", *Archives of Neurology* 47 (abril de 1990).

Beck, A.T., Steer, R. A., Garbin, M.G., (1988) Psychometric Properties of the Beck Depression Inventory: Twenty-five years of evaluation. *Clinical Psychology Review* 8 (1), 77-100.

Beck, A.T., Ward, C. H., Mendelson, M., Mock, J., y Erbaugh, J. (1961) An Inventory for Measuring Depression, *Archives of General Psychiatry* 4, 561-571.

Bishop, Duane S., M.D., y Ron L. Evans, A.C.S.W., "Family Functioning Assessment Techniques in Stroke", *Stroke, Supplement II* 21 (1990).

Bleiberg, Joseph, Ph.D., "Psychological and Neuropsychological Factors in Stroke Management", *Stroke Rehabilitation*, Edición de Paul E. Kaplan, M.D., y Leonard J. Cerullo, M.D. (Boston: Butterworth, 1986).

Boston Diagnostic Aphasia Examination (BDAE).

Brodal, A., "Self-Observations and Neuro-Anatomical Considerations After a Stroke", *Brain* 96 (1973).

Brody, Jane, "What Is a Stroke", *Be Stroke Smart* (Englewood, CO: National Stroke Association).

Burns, Martha S., Ph.D., "Language Without Communication: The Pragmatics of Right Hemisphere Damage", *Clinical Management of Right Hemisphere Dysfunction*, Edición de Martha S. Burns, Anita S. Halper y Shelley I. Mogil (Rockville, MD: Aspen Publishers, Inc., 1985).

Caplan, Louis R., M.D., "Stroke", *Clinical Symposia* 40; 4 (Summit, NJ: CIBA-GEIGY, 1988).

Charness, Ann, M.S., *Stroke/Head Injury: A Guide to Functional Outcomes in Physical Therapy Management* (Rockville, MD: Aspen Publishers, Inc., 1986).

Coughlan, Anthony K., "The Wimbledon Self-Report Scale: Emotional and Mood Appraisal", *Clinical Rehabilitation* 2 (1988).

Craig, Cheryl, "Household Barriers Confronting the Stroke Survivor", *Be Stroke Smart* (Englewood, CO: National Stroke Association).

Cummings, Jeffrey L., M.D., "Neurological Syndromes Associated with Right Hemisphere Damage", en *Clinical Management of Right Hemisphere Dysfunction*, Edición de Martha S. Burns, Anita S. Halper, y Shelley I. Mogil (Rockville, M.D: Aspen Publishers, Inc., 1985).

Dawson, Trudy C., M.S.W., "Depression: A Natural Reaction to Stroke", *Be Stroke Smart* (Englewood, CO: National Stroke Association).

Dumont, Larry, M.D., *Surviving Adolescence* (New York: Villard Books, 1991).

Entwistle, Beverly, "Dental Health Care for the Stroke Survivor", *Be Stroke Smart* (Englewood, CO: National Stroke Association).

Evans, Ron L., A.C.S.W., y Duane S. Bishop, M.D., "Psychosocial Outcomes in Stroke Survivors", *Stroke, Supplement II* 21 (1990).

Farrar, Jane, "Aphasia: Prison Without Walls", *Be Stroke Smart* (Englewood, CO: National Stroke Association).

Fedoroff, J. Paul, M.D., y Robert G. Robinson, M.D., "Tricyclic Antidepressants in the Treatment of Poststroke Depression", *Journal of Clinical Psychiatry* 50: 7 (julio de 1989).

Finklestein, Seth, M.D., Larry I. Benowitz, Ph.D., Ross J. Baldessarini, M.D., George W. Arana, M.D., David Levine, M.D., Elaine Woo, M.D., David Bear, M.D., Kenneth Moya, B.A., y Andrew L. Stoll, B.A., "Mood, Vegetative Disturbance, and Dexamethasone Suppression Test After Stroke", *Annals of Neurology* 12 (1982).

Frumkin, Neva L., E. James Potchen, Albert S. Aniskiewicz, James B. Moore, y Paul A. Cooke, "Potential Impact of Magnetic Resonance Imaging on the Field of Communication Disorders", ASHA (agosto de 1989).

Garrison, Susan J., Loren A. Rolak, Robert R. Dodaro, Anthony J. O'Callaghan, "Rehabilitation of the Stroke Patient", en

Rehabilitation Medicine: Principles and Practice, Edición de Joel DeLisa (NewYork: J. B. Lippincott, 1988).

Gold, Philip W., M.D., Frederick K. Goodwin, M.D., y George P. Chrousos, M.D., "Clinical and Biochemical Manifestations of Depression: Relation to the Neurobiology of Stress, First of Two Parts", *The New England Journal of Medicine* 319: 6 (11 de agosto de 1988).

Gold, Philip W., M.D., Frederick K. Goodwin, M.D., y George P. Chrousos, M.D., "Clinical and Biochemical Manifestations of Depression: Relation to the Neurobiology of Stress, Second of Two Parts", *The New England Journal of Medicine* 319: 7 (18 de agosto de 1988).

Granger, Carl V., M.D., Lester S. Dewis, M.D., Nancy C. Peters, M.Ed., Clarence C. Sherwood, Ph.D., y Juliana E. Barrett, B.A., "Stroke Rehabilitation: Analysis of Repeated Barthel Index Measures", *Archives of Physical Medicine Rehabilitation* 60 (enero de 1979).

Greenwood, Janet, M.Ed., "A Practical Approach to Swallowing Disorders: Part II, Progress Report, *A Rehabilitation Journal* 3: 1 (1990).

Greenwood, Janet, M.Ed., y Richard C. Senelick, M.D., "A Practical Approach to Swallowing Disorders: Part I", Progress Report, *A Rehabilitation Journal* 3: 1 (1990).

Hachinksi, Vladimir, M.D., "Brain Attacks", *Be Stroke Smart* 7: 3 (Invierno de 1990).

Hachinksi, Vladimir, M.D., "Classification of Stroke for Clinical Trials". *Stroke, Supplement II* 21: 9 (1990).

Hagen, Chris, Ph.D., "Communication Abilities in Hemiplegia: Effect of Speech in Therapy", *Archives of Physical Medicine and Rehabilitation* 54 (octubre de 1973).

Halper, Anita S., M.A., y Shelley I. Mogil, M.S., "Communication Disorders: Diagnosis and Treatment", en *Stroke Rehabilitation*, Edición de Paul E. Kaplan, M.D., y Leonard J. Cerullo, M.D., (Boston: Butterworth, 1986).

Herbert, P. R., J. M. Gaziano, K. S. Chan, C. H. Hennekens, "Cholesterol Lowering with Statin Drugs, Risk of Stroke, and Total Mortality: An Overview of Randomized Trials", *Journal of the American Medical Association*, 278: 1997.

Hershey, Linda A., M.D., Ph.D., "Dementia Associated With Stroke", *Stroke, Supplement II* 21 (1990).

Hertanu, J. S., M.D., J. T. Demopoulos, M.D., W. C. Yang, M.D., W. F. Calhoun, Ph.D., H. A. Fenigstein, O.T.R., "Stroke Rehabilitation: Correction and Prognostic Value of Computerized Tomography and Sequential Functional Assessments", *Archives of Physical Medicine Rehabilitation* 65 (septiembre de 1984).

Hesson, Linda F., "Use of Braces to Help Regain Control of the Foot/Ankle", *Be Stroke Smart* (Englewood, CO: National Stroke Association).

Hier, Daniel B., M.D., Janice Mondlock, y Louis R. Caplan, "Recovery of Behavioral Abnormalities After Right Hemisphere Stroke", *Neurology* (marzo de 1983).

Hilts, Philip J., "A Brain Unit Seen as Index for Recalling Memories", The New York Times (24 de septiembre de 1991).

"Hypertension and Diabetes", *National Stroke Association Newsletter* 6: 4 (Invierno de 1989).

Kaplan, Paul E., "Hemiplegia: Rehabilitation of the Lower Extremity", en *Stroke Rehabilitation*, Edición de Paul E. Kaplan, M.D., y Leonard J. Cerullo, M.D. (Boston: Butterworth: 1986).

Kelly-Hayes, Margaret, Ed.D., "Time Intervals, Survival, and Destination: Three Crucial Variables in Stroke Outcome Research", *Stroke, Supplement II* 21:9 (septiembre de 1990).

Kozy, M. C., y G. A. Jarvin, "Working with Families in Clinical Management of Right Hemisphere Dysfunction" por M. S. Burns, A. S. Halper, y S. T. Mogil, página 98, reproducido con permiso de Aspen Publishers, Inc. © 1985.

Lavin, John H., "There is Sex After Stroke", *Be Stroke Smart* (Englewood, CO: National Stroke Association).

Lavin, John H., "What Every Family Should Know About Stroke", *Be Stroke Smart* (Englewood, CO: National Stroke Association).

Leary, Warren E., "Older People Enjoy Sex, Survey Says", *The New York Times* (29 de septiembre de 1998).

Lieberman, James S., M.D., "Hemiplegia: Rehabilitation of the Upper Extremity", en *Stroke Rehabilitation*, Edición de Paul E. Kaplan, M.D., y Leonard J. Cerullo, M.D. (Boston: Butterworth, 1986).

Lindmark, Birgitta, "The Improvement of Different Motor Functions After Stroke", *Clinical Rehabilitation* 2 (1988).

Lipsey, John R., Robert G. Robinson, Godfrey D. Pearlson, Krishna Rao, y Thomas R. Price, "Nortriptyline Treatment of Post-Stroke Depression: A Double-Blind Study", *The Lancet* (11 de febrero de 1984).

McDowell, Fletcher, M.D., y Sydney Louis, M.D., "Improvement in Motor Performance in Paretic and Paralyzed Extremities Following Nonembolic Cerebral Infarction", *Stroke* 2 (julio-agosto de 1971).

Meeks, John E., M.D., *High Time/Low Times: How to Cope with Teenage Depression* (New York: Berkley Books, 1989).

Millikan, Clark H., M.D., Fletcher McDowell, M.D., y J. Donald Easton, M.D., *Stroke* (Philadelphia: Lea & Febiger, 1987).

Moskowitz, Eugene, M.D., Forrest E. H. Lightbody, M.D., y Nanci S. Freitag, R.N., "Long-Term Follow-Up of the Poststroke Patient", *Archives of Physical Medicine and Rehabilitation* (abril de 1972).

NINDS Stroke Study Group, "Tissue Plasminogen Activator for Acute Ischemic Stroke", *The New England Journal of Medicine* 333: 1581-1587 (1995).

North American Symptomatic Carotid Endarterectomy Trial Collaborators, "Beneficial Effects of Carotid Endarterectomy in Symptomatic Patients with High-Grade Carotid Stenosis", *The New England Journal of Medicine* 525: 445-453 (1991).

Novak, Thomas A., M.A., William T. Satterfield, M.D., y Michael Connor, Dr.P.H., "Stroke Onset and Rehabilitation: Time Lag as a Factor in Treatment Outcome", *Archives of Physical Medicine and Rehabilitation* 65 (junio de 1984).

Nudo, R. J., "Recovery after Damage to Motor Corical Areas", *Current Opinions in Neurobiology*, Volumen 9:740-7, 1999.

Nudo, R. J., "Remodeling of Corical Motor Representations After Stroke: Implications for Recovery from Brain Damage", *Molecular Psychiatry*, Volumen 2: 188-191, 1997.

Nudo, R. J., E. J. Plautz, y G. H. Milliken, "Adaptive Plasticity in Primate Motor Cortex as a Consequence of Behavioral Experience and Neuronal Injury", *Seminars in Neuroscience*, Volumen 9: 13-23, 1997.

Olson, Don A., Ph.D., "Management of Non-Language Behavior in the Stroke Patient", en *Stroke Rehabilitation*, Edición de Paul Kaplan, M.D., y Leonard J. Cerullo, M.D. (Boston: Butterworth, 1986).

Papanicolaou, Andrew C., Ph.D., Bartlett D. Moore, Ph.D., George Deutsch, Ph.D., Harvey S. Levin, Ph.D., y Howard M. Eisenberg, M.D., "Evidence for Right-Hemisphere Involvement in Recovery from Aphasia", *Archives of Neurology* 45 (septiembre de 1988).

Partridge, C. J., M. Johnston, y S. Edwards, "Recovery from Physical Disability after Stroke: Normal Patterns as a Basis for Evaluation", *The Lancet* (14 de febrero de 1987).

Pfalzgraf, Beth, M.A., "Coping with Stroke and Aphasia as a Family", *Be Stroke Smart* 7:3 (Invierno de 1990).

"Positioning the Stroke Survivor with Paralysis", *Be Stroke Smart* (Englewood, CO: National Stroke Association).

Price, Thomas R., M.D., "Affective Disorders After Stroke", *Stroke Supplement II*, 21 (1990).

Quizilbash, N., S. W. Duffy, C. Warlow, I. Mann, "Lipids Are Risk Factors for Ischaemic Stroke: Overview and Review", *Cerebrovascular Disease* 2 (1992).

"Recognition and Management of Post-Stroke Depression", *Stroke Clinical Updates*, II: 1 (mayo de 1991).

Retchin, Sheldon M., M.D., Randall S. Brown, Ph.D., Shu-Chuan Jennifer Yeh, M.S., Dexter Chu, y Lorenzo Moreno, Ph.D., "Outcomes of Stroke Patients in Medicare Fee for Service and Managed Care", *Journal of the American Medical Association* 278: 2 (9 de julio de 1997).

Rippe, James M., M.D., y Ann Ward, Ph.D., con Karla Dougherty, *The Rockport Walking Program* (New York: Prentice Hall Press, 1989).

Rosenberg, Stephen J., M.D., y Jerold J. Fadem, M.D., "Geriatric Neurology: Five Acute Problems", *Emergency Medicine* (30 de septiembre de 1992).

Rossi, Peter W., "Stroke", en *Orthotics in Neurological Rehabilitation*, Edición de Mindy L. Aisen, M.D. (New York: Demos Publications, 1992).

Sacco, R. L., E. J. Benjamin, J. P. Broderick, et al. "Risk Factors: Panel—American Heart Association Prevention Conference IV, *Stroke* 28 (1997).

Sacco, Ralph L., B.S., Philip A. Wolf, M.D., William B. Kannel, M.D., y Patricia M. McNamara, "Survival and Recurrence Following Stroke: The Framingham Study", *Stroke* 13:3 (mayo-junio de 1982).

Schaefer, Sue, "Bladder Problems Following Stroke", *Be Stroke Smart* (Englewood, CO: National Stroke Association).

"Self-Help Devices for the Kitchen", *Be Stroke Smart* (Englewood, CO: National Stroke Association).

Senelick, Richard C., M.D., "The Other Side: Disorders of the Right Hemisphere", Progress Report, *A Rehabilitation Journal* 3: 3 (1991).

Senelick, Richard C., M.D., y Cathy E. Ryan, *Living with Head Injury* (Washington, DC: The RHSC Press, 1991).

SHEP Cooperative Research Group, "Prevention of Stroke by Anti-hypertensive Drug Treatment in Older Persons with

Isolated Systolic Hypertension: Final Results of the Systolic Hypertension in the Elderly Program (SHEP)", *Journal of the American Medication Association* 265: (1991).

Shewan, Cynthia M., "The Language Quotient (LQ): A New Measure for the Western Aphasia Battery", *Journal of Communication Disorders* 19 (1986).

Slaby, Andrew, M.D., Ph.D., *Aftershock: Surviving the Delayed Effects of Traumas, Crisis, and Loss* (New York: Villard Books, 1989).

Staessen, J. A., R., Fagard, L. Thijs, et al., "Syst-Eur Trail Investigators: Randomised Double-Blind Comparison of Placebo and Active Treatment for Older Patients with Isolated Systolic Hypertension", *The Lancet* 350: (1997).

Stern, Peter Hans, M.D., Fletcher McDowell, M.D., James M. Miller, Ph.D., y Marilyn Robinson, R.N., "Factors Influencing Stroke Rehabilitation", *Stroke* 2 (mayo–junio de 1971).

"Stroke Clubs", *Be Stroke Smart* (Englewood, CO: National Stroke Association).

"Stroke in the Young —Cardiac Causes", *Stroke Clinical Updates* 1: 4 (noviembre de 1990).

"Stroke in the Young Patient—Coagulation Disturbances", *Stroke Clinical Updates* 1: (septiembre de 1990).

"Stroke Prevention: The Importance of Risk Factors", *Stroke Clinical Updates* 1: 5 (enero de 1991).

Tampa General Rehabilitation Center, *Actions and Reactions: A Stroke Manual for Families* (Houston, TX: HDI Publishers, 1989).

Taub E., N. E. Miller, et al., "Technique to Improve Chronic Motor Deficit After Stroke", *Archives of Physical Medical Rehabilitation*, Volumen 74:347-54, 1993.

"The Stroke Support Group", *Be Stroke Smart* (Englewood, CO: National Stroke Association).

"Therapeutic Recreation", *Be Stroke Smart* (Englewood, CO: National Stroke Association).

Understanding Stroke Rehabilitation (Allentown, PA: Good Shepherd Rehabilitation Hospital, 1988).

Wade, Derick T., M.D., y Richard L. Hewer, M.D., "Stoke: Associations with Age, Sex, and Side of Weakness", *Archives of Physical Medical Rehabilitation* 67 (agosto de 1986).

Wardlaw, J. M., C. P. Warlow, y C. Counsell, "Systematic Review of Evidence on Thrombolytic Therapy for Acute Ischaemic Stroke", *The Lancet* 350 (1997).

Wender, Dorothea, Ph.D., "Aphasic Victim as Investigator", *Archives of Neurology* 46 (enero de 1989).

Wertz, Robert T., Ph.D., "Communication Deficits in Stroke Survivors: An Overview of Classification and Treatment", *Stroke, Supplement II* 21 (1990).

Wolf, P. A., R. D. Abbott y W. B. Kannel, "Atrial Fibrillation as an Independent Risk Factor for Stroke: The Framingham Study", *Stroke* 22 (1991).

Wolf, S. L., De. E. LeCraw, et al., "Forced Use of Hemiplegic Upper Extremities to Reverse the Effect of Learned Nonuse Among Chronic Stroke and Head-Injured Patients", *Experimental Neurology*, Volumen 104: 125-132, 1989.

Wolf, Steven L., Ph.D., "Use of Biofeedback in the Treatment of Stroke Patients", *Stroke, Supplement II* 21 (1990).

Zubenko, George S., M.D., Ph.D., y John Mossey, M.D., "Major Depression in Primary Dementia: Clinical and Neuropathologic Correlates", *Archives of Neurology* 45 (noviembre de 1988).

Índice

Acerca de los Autores

El **Dr. Richard C. Senelick** es Director Médico del HealthSouth Rehabilitation Institute of San Antonio (RIOSA) y también Director del Programa de Tratamiento de Lesiones Cerebrales del Instituto. Nativo de Illinois, Estados Unidos, el Dr. Senelick realizó sus estudios de medicina en la Universidad de Illinois en Chicago. Como neurólogo especializado en la rehabilitación neurológica, más tarde hizo su especialidad en neurología en la Universidad de Utah en Salt Lake City. El Dr. Senelick es autor y coautor de numerosas publicaciones, incluyendo La Vida después *de una Lesión Cerebral: Guía para la Familia, La Lesión de la Médula Espinal: Manual para los Pacientes y su Familia, y Manual para Ayudar a los Familiares, Amigos y Colegas a Entender la Discapacidad.*

Karla Dougherty es una escritora norteamericana muy reconocida por sus numerosas publicaciones en los campos de la medicina, la salud y la nutrición. Es autora o coautora de más de treinta libros que incluyen *La Chispa del Cambio: el Revolucionario Plan de 3 Semanas que Cambiará Todo lo que Usted Sabe sobre el Ejercicio, el Control del Peso y la Salud, la Guía del Perfecto Idiota sobre lo Básico en los Primeros Auxilios y El Programa Rockport para Caminar.* Como escritora senior de HealthSouth Press, ha escrito muchos libros en colaboración con el Dr. Senelick, incluyendo La Vida después *de una Lesión Cerebral: Guía para la Familia, y Más Allá de "Por Favor" y "Gracias": Manual para Ayudar a los Familiares, Amigos y Colegas a Entender la Discapacidad.* Actualmente reside en Montclair, Nueva Jersey, Estados Unidos.